BONITO POR FORA, SAUDÁVEL POR DENTRO

Talel Salle

BONITO POR FORA, SAUDÁVEL POR DENTRO

Perca peso da forma correta

novo século®

São Paulo, 2014

COORDENAÇÃO EDITORIAL Nair Ferraz
DIAGRAMAÇÃO Edivane Andrade de Matos/Efanet Design
CAPA Monalisa Morato
PREPARAÇÃO Agnaldo Alves
REVISÃO Josias Andrade
Equipe Novo Século

TEXTO DE ACORDO COM AS NORMAS DO NOVO ACORDO ORTOGRÁFICO DA LÍNGUA PORTUGUESA (DECRETO LEGISLATIVO Nº 54, DE 1995)

DADOS INTERNACIONAIS DE CATALOGAÇÃO NA PUBLICAÇÃO (CIP)
(Câmara Brasileira do Livro, SP, Brasil)

Salle, Talel
Bonito por fora, saudável por dentro : perca peso da forma correta / Talel Salle – Barueri, SP : Novo Século Editora, 2014.

Bibliografia

1. Corpo - Peso - Controle 2. Dietas para emagrecer 3.Obesidade 4. Promoção da saúde 5. Qualidade de vida 6. Saúde - Aspectos nutricionais I. Título.

14-03737 CDD-613

Índices para catálogo sistemático:
1. Peso : Controle : Promoção da saúde 613

2014
IMPRESSO NO BRASIL
PRINTED IN BRAZIL
DIREITOS CEDIDOS PARA ESTA EDIÇÃO
À NOVO SÉCULO EDITORA LTDA.
CEA – Centro Empresarial Araguaia II
Alameda Araguaia, 2190 – 11º andar
Bloco A – Conjunto 1111
CEP 06455-000 – Alphaville Industrial – SP
Tel. (11) 3699-7107 – Fax (11) 3699-7323
www.novoseculo.com.br

À minha querida esposa, Leilinha.
Aos meus filhos: Talita, Tarik e Mateus
(que me ajudaram na revisão).
Aos meus netinhos: Sophia, Davi e Valentina.

"Acaso não sabem que o corpo de vocês é santuário
do Espírito Santo, que vive em vocês e lhes foi dado por Deus?
Vocês não pertencem a vocês mesmos, mas a Deus."
(1 Co 6:19)

Apresentação

Este livro é o primeiro de uma série sobre determinadas patologias e condições que tanto afetam a qualidade de vida das pessoas.

Escolhi este transtorno (atualmente considerado uma doença) por sua alta prevalência na população e por suas repercussões na vida das pessoas.

As informações aqui reunidas estão apresentadas de uma maneira simples, objetiva e prática. São baseadas em estudos científicos e nas minhas experiências ao longo de 37 anos de exercício da Medicina.

Dr. Talel Salle

SUMÁRIO

Introdução

Segundo a Organização Mundial de Saúde (OMS), a população de obesos no mundo dobrou desde 1980. Em 2008, mais de 1,4 bilhão de adultos acima de 20 anos estavam acima do peso, e 600 milhões francamente obesos.

A obesidade também atinge a infância. Em 2011, mais de 40 milhões de crianças abaixo de 5 anos estavam acima do peso.

Esta situação é alarmante, se atentarmos para o fato de que sobrepeso e obesidade são considerados a quinta maior causa de mortalidade global. Estima-se que 3 milhões de pessoas morram a cada ano por estarem acima do peso. A obesidade já suplantou o tabagismo em mortalidade e piora da qualidade de vida.

Estar acima do peso é um grande fator de risco para:

- mortalidade prematura;
- doenças cardiovasculares;
- diabetes tipo 2;
- osteoartrite;
- Doença de Alzheimer;

- depressão;
- diminuição da imunidade;
- aumento importante do risco em cirurgias e internações hospitalares;
- várias outras condições agravantes.

Um estudo muito interessante, e assustador, realizado na Escola de Medicina da Universidade John Hopkins, nos Estados Unidos, foi publicado na revista científica *JAMA* em 2003. Nesse estudo, os autores estimaram o número de anos perdidos para as crianças que atingiam a idade de 20 anos com obesidade acentuada. A conclusão foi de que essa perda seria de 13 anos para o sexo masculino e de 8 anos para o sexo feminino.

Quando deixamos isso acontecer, estamos antecipando a morte dos nossos filhos e piorando muito a qualidade de vida deles.

Nós, pais, não podemos deixar que isso ocorra. Temos de agir JÁ!

Não devemos esperar políticas governamentais no combate a essa situação. Nós somos os responsáveis diretos.

Nós, adultos, nos entupimos de COMIDA-LIXO, e nossas crianças também. Muita gordura ruim embalada em inocentes caixinhas coloridas, muito açúcar dissolvido em balas, doces e refrigerantes. E frutas, verduras e cereais integrais, que poderiam nutrir sem deixar o corpo TÃO MACIO POR FORA E TÃO DOENTE POR DENTRO, ficam longe da garotada.

O alto consumo de alimentos industrializados, sobrecarregados de calorias, mas desprovidos de elementos nutritivos essenciais, causa graves carências nutricionais, excesso de peso e atraso no desenvolvimento das crianças. A ingestão desses alimentos pelos adultos acarreta a absorção de um excesso de calorias e favorece a obesidade.

Estima-se que boa parte dos lares é composta de crianças com carências nutricionais importantes e excesso de peso.

Vários estudos mostraram que o *marketing* agressivo da indústria da má alimentação, destinada às crianças, faz com que elas sejam capazes de reconhecer as logomarcas das principais companhias já aos 2 anos de idade. Isso, evidentemente, tem grandes repercussões na atração por esses produtos.

❑

Em 2004, nos Estados Unidos, a indústria de *fast food* e refrigerantes gastou 2,5 bilhões de dólares para se promover. Essa publicidade é destinada geralmente a um público muito jovem, com o objetivo de criar nele o hábito de consumir esse tipo de comida o mais cedo possível e assim fidelizar sua clientela.

Inversamente, os esforços de valorização dos benefícios ligados ao consumo de frutas e legumes, que são um aspecto essencial da boa saúde, só receberam 5 milhões de dólares, numa relação de 500 para 1. Na prática, essa diferença significa que, se uma criança é exposta todos os dias a uma publicidade elogiando os méritos de um produto dessa má indústria, ela precisará esperar um ano e meio para ouvir uma mensagem dos impactos positivos associados ao consumo regular de frutas e legumes.

Essa diferença é ainda mais acentuada, pois a mensagem veiculada pela indústria da má alimentação em geral é muito atraente. Devido a essa força negativa tão poderosa, precisamos nos conscientizar dos riscos do erro alimentar e dos riscos do excesso de peso para nós e nossos filhos e agirmos IMEDIATAMENTE.

Neste livro pretendo orientar, de maneira muito simples, os passos fundamentais para atingirmos esse objetivo.

Capítulo 1

COMO SABER SE ESTOU ACIMA DO PESO?

O índice mais usado mundialmente para determinar os níveis de gordura e o peso das pessoas é o IMC – Índice de Massa Corporal. Porém, este índice é bastante sujeito a erros, principalmente em adultos acima de 40 anos, devido à queda dos hormônios e diminuição da massa magra. Podemos ter indivíduos com IMC normal, mas com excesso de gordura e diminuição da massa magra. Podemos também ter indivíduos com sobrepeso, mas com a quantidade de gordura normal e aumento da massa magra.

O que define se você está saudável quanto ao peso é a quantidade de massa magra e de massa gordurosa. A circunferência abdominal é superior ao IMC, e a bioimpedância é mais precisa que esses dois métodos. Vou detalhar um pouco mais sobre os três métodos:

IMC = peso (kg) / altura em metros elevada ao quadrado.

Em 2010, a OMS regulamentou uma classificação para o IMC:

- baixo peso = menor que 18,5;
- peso normal = 18,5 a 24,9;

- sobrepeso = 25 a 29,9;
- obesidade grau 1 = 30 a 34,9;
- obesidade grau 2 = 35 a 39,9;
- obesidade grau 3 = acima de 40.

A medição do perímetro da cintura é outro marcador alternativo da gordura visceral e tem um maior valor preditivo de doenças nos indivíduos adultos.

A maneira mais simples é fazer a medição com a fita métrica na altura do umbigo e:

- na mulher, se o registro for acima de 80 cm, já é considerado fator de risco. Se acima de 88 cm, muito provavelmente essa pessoa está "doente";
- no homem, se o registro for acima de 94 cm, já é considerado fator de risco. Se acima de 102 cm, muito provavelmente essa pessoa está "doente".

Como relatei acima, a bioimpedância faz uma melhor análise e é facilmente realizável em clínicas, e às vezes em academias. Tem também a vantagem de avaliar sequencialmente, e de maneira fidedigna, os resultados dos tratamentos propostos.

O que os resultados da bioimpedância significam?

Massa de gordura: Quantidade de gordura no corpo. Um gráfico indica a localização dela nos vários segmentos (no abdome e nos membros superiores e inferiores separadamente).

Massa muscular esquelética: A diminuição da massa de gordura e o aumento da massa muscular são os dois fatores mais importantes do resultado do tratamento proposto (dieta e atividade física).

Massa livre de gordura (MLG): Este valor é, literalmente, o que restaria se toda a gordura corporal fosse removida. Muitas vezes também chamada de Massa Magra do corpo (MM), contém os músculos, os ossos e a água corporal.

Água corporal total (ACT): Literalmente, a soma total da água no corpo. Desde que a gordura tenha essencialmente 0% de água, a ACT está inteiramente contida dentro da MLG. A hidratação, de forma geral, é um importante marcador de saúde.

Índice de massa corporal (IMC): Como relatado anteriormente, o IMC é sujeito a erros. Importante ressaltar que alguém com "sobrepeso" pode não necessariamente estar com "excesso de gordura". Exemplo: uma pessoa sedentária obesa, consumidora de calorias em excesso, pesando 85 kg e medindo 1,70 m, comparada com um indivíduo fisiculturista com pouca gordura e bastante massa magra, pesando 85 kg e medindo 1,70 m terão exatamente o mesmo IMC. São casos como este que demonstram a importância da avaliação da composição corporal por meio da análise de bioimpedância.

Porcentagem de gordura corporal: O valor considerado normal é um pouco maior no sexo feminino. Importante para avaliações comparativas no controle do tratamento proposto.

Relação cintura-quadril: Indica se a gordura é preferencialmente abdominal (visceral).

Taxa metabólica basal (TMB): A Taxa Metabólica Basal representa o número de calorias que uma pessoa irá usar por dia, pelo simples fato de estar viva, sem praticar nenhum exercício físico e sem ingerir nada (exemplo: deitada em uma cama e apenas respirando). Seria o equivalente ao combustível necessário para manter um carro ligado parado em ponto morto. É responsável por 70% do nosso gasto calórico diário e diminui bastante com o excesso de gordura.

Capítulo 2

MINHAS MEDIDAS ESTÃO ACIMA DA NORMALIDADE. QUAIS EXAMES DEVERIAM SER SOLICITADOS PARA VERIFICAR SE ESTOU "DOENTE"?

É muito frequente os pacientes, no consultório, relatarem que fazem exames anualmente e estes se apresentam pouco alterados ou normais. Quando pergunto quais exames foram realizados, a resposta em geral é a mesma: hemograma, colesterol e frações, triglicérides, glicemia, acido úrico e exame de urina.

Inocentemente, tanto os médicos quanto os pacientes se iludem quanto a esses exames e se surpreendem quando doenças graves aparecem.

São exames adequados, mas insuficientes para uma boa avaliação, pois não são marcadores de doenças.

Para saber se um indivíduo com excesso de peso está "doente", rotineiramente é preciso incluir os seguintes exames:

Insulina;
hemoglobina glicada;
cortisol;
proteína C ultrassensível;
TSH e t4 livre;
ferritina;
homocisteína;
DHEAS;
25 hidroxivitamina D;
gamaglutamiltransferase e TGP;
marcadores tumorais: PSA e CEA, nos homens;
CEA e Ca 15.3, nas mulheres.

1. **INSULINA**: É o hormônio secretado pelo pâncreas em resposta a elevações no açúcar sanguíneo. Quanto maior o índice glicêmico dos alimentos, maior é a resposta no aumento da insulina. Com o aumento da gordura visceral, que ocorre com o aumento do peso e da circunferência abdominal, há um aumento da resistência à ação da insulina. Isso faz com que o pâncreas eleve a produção da insulina para vencer essa resistência. Devido a essa sobrecarga constante no pâncreas, há um declínio gradual da sua função, resultando no diabetes tipo 2. O excesso de peso é considerado a maior causa de diabetes tipo 2.

A insulina aumentada causa inúmeras alterações importantes no nosso organismo e é considerada o "PASSAPORTE PARA O ENVELHECIMENTO ACELERADO". Vou detalhar no capítulo seguinte.

2. **HEMOGLOBINA GLICADA**: A vida média da hemoglobina é de 120 dias. Quando se dosa a hemoglobina glicada no sangue, é verificada uma porcentagem da hemoglobina ligada à glicose. Essa porcentagem corresponde a uma média da glicose sanguínea no período de quatro meses, como se estivéssemos dosando diariamente nossa glicemia.

Trata-se de um exame extremamente importante no controle do diabetes e também útil na medicina preventiva, como veremos no próximo capítulo.

3. CORTISOL: O corpo responde ao estresse agudo com um aumento rápido do cortisol das glândulas adrenais, o que acelera as funções pulmonar e cardiovascular, enquanto suprime os sistemas imunológico, digestivo e reprodutivo. Um aumento rápido e acentuado é necessário para que possamos lutar contra um evento estressante, elevando a frequência cardíaca, dilatando as pupilas e aumentando o açúcar no sangue.

Mas a exposição crônica de tecidos aos níveis elevados de cortisol acelera os processos patológicos e de envelhecimento, rompe músculos (sarcopenia) e ossos (osteoporose), causa aumento da pressão arterial, do açúcar no sangue e deprime o sistema imunológico.

O estresse crônico pode levar à fadiga da adrenal e à diminuição da produção do cortisol, ocasionando:

- fadiga crônica;
- redução da concentração e memória;
- acentuação das mudanças de humor: depressão, confusão, pânico, anorexia e palpitação;
- redução da libido e ereção;
- hipoglicemia;
- doença degenerativa crônica.

Cortisol sanguíneo dosado de manhã: ideal de 13 a 21 mg/dL.

4. PROTEÍNA C ULTRASSENSÍVEL (PCR-US): Estudos recentes demonstraram que sua determinação pode ajudar na previsão de futura doença coronariana. Não é preditivo apenas de doença coronariana, Doença de Alzheimer e acidente vascular cerebral

(AVC); também sofre aumento em sedentarismo, obesidade e depressão.

Indivíduos longevos geralmente têm PCR ultrassensível em níveis mais baixos. Alguns pesquisadores acreditam que esse exame pode ser usado como marcador de envelhecimento biológico.

Recentemente, a proteína C ultrassensível passou a ser considerada um marcador tumoral.

Quando a PCR-US está elevada, o uso de ômega 3 em doses adequadas e a correção dos fatores que levaram ao seu aumento – como obesidade, insulina elevada, sedentarismo, uso de anticoncepcionais, hormônios sintéticos etc. – geralmente são suficientes. Se após essas medidas a PCR-US continuar elevada, é preciso pesquisar mais profundamente doenças circulatórias e doenças malignas.

Deve-se tentar atingir níveis inferiores a 0,10 mg/dL – alguns laboratórios indicam o resultado em mg/L, o que equivale a 1,0 mg/L.

5. TSH E T4 LIVRE: O hormônio tireoestimulante (TSH) é secretado na hipófise e estimula a tireoide a liberar T3 e T4.

Se o TSH estiver acima de 4,0, **mesmo** com T4 livre dentro da normalidade, indica um hipotireoidismo subclínico. Isto já acarreta um risco maior para doenças cardiovasculares e grande dificuldade para perder peso. Nesta condição, podem-se indicar pequenas doses de T4 (levotiroxina), até que a pessoa perca peso suficiente para não sobrecarregar a tireoide e então retire essa suplementação.

O ideal é manter o TSH entre 0,5 a 2,0 mUI/L.

6. FERRITINA: É uma proteína que se liga ao ferro e funciona como um depósito para os momentos de necessidade. Está presente em praticamente todos os órgãos, como coração, fígado, baço, pâncreas etc. Quando há um aumento desse depósito, várias consequências maléficas atingem nosso organismo.

A ferritina elevada pode contribuir para doenças como:

- infartos;
- derrames;
- diabetes;
- doenças do fígado;
- câncer.

Um exemplo evidente é a hemocromatose (geralmente apresenta ferritina acima de 1.000 ng/mL), com incidência bastante elevada de morte.

O problema com a ferritina é que esse exame, como dito anteriormente, é pouco solicitado. Sem saber, muitas pessoas estão correndo riscos de doenças graves com a ferritina elevada.

As mulheres, principalmente na menopausa, e homens, em qualquer idade, podem ter ferritina elevada.

No homem, o valor normal é de 40 a 250 ng/mL; na mulher, de 30 a 150 ng/mL.

Devido ao risco elevado de várias doenças graves, é preferível manter:

- crianças de 5 a 11 anos: entre 10 e 50 ng/mL;
- sexo feminino dos 12 aos 18 anos: de 6 a 50 ng/mL; no sexo masculino: de 10 a 70 ng/mL;
- sexo feminino dos 18 aos 45 anos: de 7 a 20 ng/mL; no sexo masculino: de 30 a 150 ng/mL;
- sexo feminino acima de 45 anos: de 20 a 150 ng/mL; no sexo masculino: de 30 a 200 ng/mL.

7. HOMOCISTEÍNA: No nosso organismo há um processo químico chamado **metilação,** no qual um grupo metila (CH_3) liga-se a outras moléculas. A metilação anormal pode causar alterações no DNA, aumentando o risco de doenças malignas. Pode acarretar também cardiopatia coronariana, acidentes vasculares cerebrais,

Doença de Alzheimer e outras condições. Estudos demonstraram que o risco de ataque cardíaco é três vezes maior, e o de Doença de Alzheimer é 4,5 vezes maior, quando se tem os níveis elevados de homocisteína.

A maneira mais simples de determinar se o corpo desempenha adequadamente a metilação é avaliar o nível de **homocisteína**.

Mais de 200 trabalhos científicos são publicados a cada ano sobre a importante relação entre os níveis de homocisteína e a saúde, mas a maioria dos médicos não testa adequadamente os níveis dessa substância. E quando o fazem, não tratam os níveis elevados com a necessária agressividade.

Realmente, não há valores seguros para a homocisteína, mas o nível ideal é abaixo de 8,0. Felizmente, a redução dos níveis elevados de homocisteína costuma ser simples, com suplementos nutricionais de baixo custo. Além de reduzir os níveis de homocisteína, a suplementação com B6, B12 e ácido fólico pode ajudar na prevenção de doenças resultantes desses níveis elevados. Existe uma variação individual da necessidade nessa suplementação para diminuir a homocisteína.

8. DHEA (SULFATO DE DEHIDROPIANDROSTERONA): O DHEA é produzido nas ad-renais e atinge o ponto máximo por volta de 25 anos de idade, depois diminui progressivamente; aos 40 anos, o nível cai para 50%; e aos 85 anos apresenta cerca de 5% do valor alcançado na juventude.

Há evidências de que indivíduos com taxas mais elevadas de DHEA têm menor probabilidade de morrer de doença cardiovascular. O DHEA tem propriedades anti-inflamatórias e pode reduzir os níveis de marcadores inflamatórios (interleucina 6 e fator de necrose tumoral).

Tem também outras propriedades:

- *diminui o estresse;*
- *aumenta a função imunológica;*

- reduz a depressão;
- melhora a memória;
- alivia sintomas da menopausa;
- aumenta a massa corporal magra;
- aumenta a libido em mulheres;
- diminui a perda óssea.

É muito importante a relação do DHEA com o **cortisol** (ambos produzidos nas adrenais). O cortisol elevado deprime o sistema imunológico, aumenta a probabilidade de doenças e acelera o envelhecimento. O mesmo ocorre com o cortisol muito diminuído. O DHEA no nível adequado ajuda a modular o cortisol.

- Nível adequado do DHEA no sexo feminino: entre 200 e 250 mg/dL. É possível corrigir níveis baixos com a suplementação de 12,5 a 25 mg ao dia. Níveis muito elevados podem levar a efeitos androgênicos (masculinizantes).
- Nível adequado do DHEA no sexo masculino: entre 250 e 300 mg/dL. É possível corrigir níveis baixos com a suplementação de 25 a 50 mg ao dia.

9. VITAMINA D: Muito importante na prevenção de várias doenças. Sua deficiência pode ocorrer com:

- envelhecimento;
- redução de absorção das gorduras;
- bloqueadores absorção (orlistat);
- medicamentos anticonvulsivantes;
- glicocorticoides sintéticos;
- protetores solares.

Manter a vitamina D em níveis normais pode prevenir e ajudar no tratamento das seguintes doenças:

- osteoporose;
- vários tipos de câncer;
- no diabetes, aumentando a sensibilidade à insulina;
- depressão;
- hipertensão arterial;
- esclerose múltipla;
- dores musculares.

Uma descoberta recente e de grande importância é que a vitamina D ajuda a prevenir as doenças cardiovasculares, diminuindo a proteína C ultrassensível.

NÍVEL IDEAL: 50 A 80 ng/mL.

10. GAMAGLUTAMILTRANSFERASE (GAMA GT): A determinação da atividade da GAMA GT é útil na avaliação de hepatopatias agudas e crônicas. Tem suas taxas aumentadas nos casos de:

- doença hepática alcoólica aguda ou crônica;
- nas neoplasias e nas metástases hepáticas;
- nas colestases (obstruções) intra ou extra-hepática.

NÍVEL IDEAL NO SEXO FEMININO: 7 A 32 U/L
NÍVEL IDEAL NO SEXO MASCULINO: 11 A 49 U/L.

11. MARCADORES PARA HEPATITE B E C (HBsAG E ANTI--HCV): Importantes na detecção precoce e tratamento, antes que evoluam para cirrose ou câncer de fígado.

12. MARCADORES TUMORAIS: São macromoléculas (proteínas) presentes no tumor e no sangue, cujas alterações em suas concentrações estão relacionadas com o aparecimento e crescimento de células neoplásicas. Tais substâncias funcionam como indicadores da presença de câncer e podem ser produzidas pelo organismo em resposta à presença do tumor.

Anualmente, acompanho, pelos marcadores tumorais CEA, CA19.9 e PSA, para o sexo masculino, os pacientes acima de 40 anos com excesso de peso. Para as pacientes do sexo feminino e com excesso de peso, peço CEA, CA19.9 e CA15.3.

Não são excelentes exames para diagnóstico, mas preventivamente gosto de acompanhá-los em pacientes de risco.

Antígeno Carcinoembriônico (CEA): Esse marcador apresenta sensibilidade maior para os tumores colorretais, mas também tem sensibilidade razoável para os tumores de pulmão, pâncreas, trato gastrointestinal, trato biliar, tireoide, colo uterino e mama.

Valor normal:

ATÉ 3,5 ng/mL EM NÃO FUMANTES; e
ATÉ 5,0 ng/mL EM FUMANTES.

CA19.9 - A sensibilidade é maior para os tumores de pâncreas e do trato biliar.

VALOR NORMAL ATÉ 37 U/mL.

CA 15.3 - Marcador tumoral para câncer de mama. Peço anualmente, associado à mamografia.

VALOR NORMAL ATÉ 25 U/mL.

Antígeno Prostático Específico (PSA): O PSA é bastante útil para o diagnóstico do câncer de próstata.

Para meus pacientes, inicio seguimento anual, e se o PSA estiver acima de 2,5 ng/mL, ou se houver aumento acima de 0,75 ng/mL de um ano para outro, encaminho ao urologista. Aumentos súbitos e acentuados também podem ocorrer em prostatites agudas e infecções urinárias.

Um novo exame está sendo introduzido no Brasil com a finalidade de evitar biópsias desnecessárias, pois as biópsias são positivas para câncer em somente 30% a 40% dos casos. Nesse exame, um cilindro que usa ondas eletromagnéticas faz o diagnóstico e de maneira não invasiva. Como a sensibilidade relatada para o diagnóstico é alta (90%), pode indicar os casos que realmente necessitam de biópsia.

Capítulo 3

ESTOU ACIMA DO PESO E TENHO EXAMES ALTERADOS. QUAL A CONDUTA INICIAL MAIS IMPORTANTE PARA QUE EU COMECE A MELHORAR?

A reposta é simples: EVITE O AÇÚCAR, "O DOCE ASSASSINO".

Durante muitos anos, adeptos da medicina convencional defenderam a falsa ideia de que a ingestão de gorduras era a maior responsável pelo aumento de peso e das doenças. Em razão disso, houve uma queda na ingestão de gorduras nos últimos anos, mas a obesidade continuou a crescer acentuadamente.

Atualmente, nos Estados Unidos, dois em cada três indivíduos adultos são classificados com sobrepeso ou obesidade. Na década de 1960, a relação era de um em cada seis indivíduos.

Estar acima do peso ainda é visto como um problema somente estético para grande parcela da população.

Estar acima do peso é um fator de risco muito grande para mortalidade prematura, para as doenças cardiovasculares (principalmente infarto agudo do miocárdio e AVC), osteoartrite (artrose), câncer e outras doenças. A obesidade é considerada também um fator importante de piora da qualidade de vida.

Então, por que a obesidade não preocupa tanto?

Porque 75% das pessoas estão satisfeitas com sua saúde ou sua aparência!

E qual foi a mudança mais drástica ocorrida nos últimos anos com alimentação no mundo acidental?

Sem dúvida nenhuma, foi o consumo de açúcar.

Nos Estados Unidos, o consumo *per capita* de açúcar, que era de 2 kg/pessoa por ano há cem anos, subiu incrivelmente para 70 kg/pessoa por ano (metade disso na forma de sacarose, o açúcar da cana-de-açúcar). A mesma situação está ocorrendo no Brasil e em vários países do mundo ocidental.

Parte substancial desse açúcar é consumida sob a forma de refrigerantes, cujo consumo aumentou quase dez vezes desde 1945. O açúcar também entra na composição de muitos produtos alimentícios manufaturados. Para os fabricantes de alimentos, o açúcar tem características bem atraentes: baixo custo, agradável ao paladar, pode ser usado em vários alimentos e pode levar à dependência. Essa dependência ajuda a fidelizar sua clientela.

Ultimamente, os fabricantes de refrigerantes, preocupados com a queda nas vendas, têm investido em suco de frutas. O grande problema é que esses sucos são adoçados com xarope de frutose de milho, ainda mais maléfico que o açúcar comum. Isso, explicarei adiante.

Estudos recentes têm demonstrado que a glicemia, mesmo no limite máximo da normalidade, aumenta o risco de câncer e da mortalidade global.

- **Estudo com 1.965 indivíduos não diabéticos, mas com insulina no último quartil da normalidade** – aumento de 37% na mortalidade por todas as causas. (DANKER R., et al, 2012)
- **Estudo de 13,5 anos – mulheres com glicemiia no último quartil da normalidade da glicemia** – 63% mais provável desenvolver câncer de mama. (SIERI S., et al, 2012)
- **Estudo com 33.293 mulheres** – 75% de aumento na probabilidade de câncer com a glicemia aumentada. (STATTIN P. et al, 2007)
- **Risco aumentado de câncer (mama, ovário e endometrial)** – mesmo em mulheres com glicemia no limite máximo da normalidade. (LAMBE M. et al, 2011)

E qual a principal razão de tantos malefícios do açúcar e dos carboidratos de carga glicêmica maior? É a **geração de insulina** como resposta do organismo a essa carga.

A insulina elevada acarreta:

- aumento da gordura corporal;
- retenção hídrica;
- desiquilíbrios hormonais;
- aumento da pressão arterial;
- aumento da multiplicação celular (o que pode ser maléfico no desenvolvimento do câncer).

O nível ideal para a insulina de jejum é abaixo de 5 U/mL, apesar de os laboratórios colocarem valores de referência superiores.

Portanto, se você é do sexo masculino e tem circunferência abdominal acima de 102 cm, ou do sexo feminino com circunferência abdominal acima de 88 cm, e ainda não é diabético, dose sua insulina de jejum.

Se você tiver uma insulina acima de 10, você já está na faixa de risco para várias doenças, e o ideal é sair dessa situação o quanto antes.

Os dois gráficos a seguir demonstram a relação entre os carboidratos e a insulina.

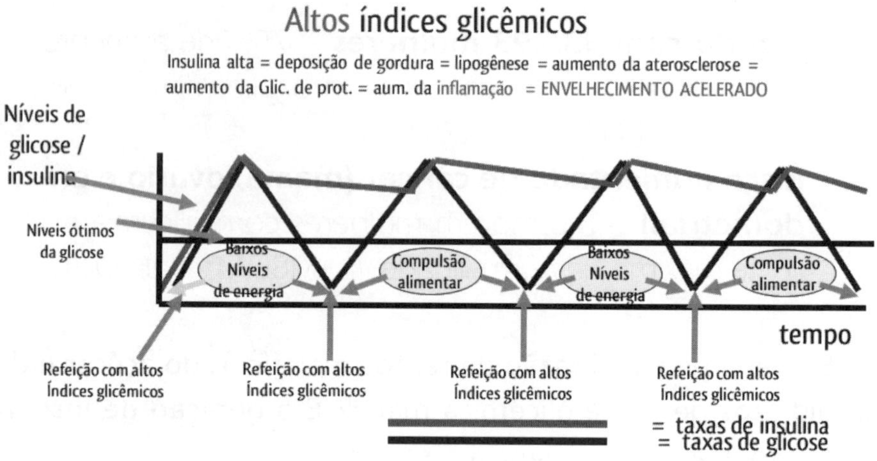

A glicação de proteínas, que é a ligação do açúcar às proteínas sem uma interferência enzimática, acarreta a formação de proteínas anômalas e com funcionalidade alterada. Essas proteínas glicadas aumentam a probabilidade de câncer e várias doenças degenerativas. ELAS ACELERAM NOSSO ENVELHECIMENTO.

Veja que no gráfico acima o uso de alimentos com carga glicêmica alta eleva bastante a insulina. A insulina elevada rapidamente metaboliza a glicose, fazendo com que a pessoa tenha novamente compulsão alimentar e baixos níveis de energia. A continuidade desse tipo de dieta estabelece um círculo vicioso e mantém a insulina constantemente elevada, acarretando todos os seus malefícios.

Se você se encaixa nesse perfil, saiba que É POSSÍVEL SAIR DESSE VÍCIO!

Como?

1. Elimine os açúcares, refrigerantes, mel e doces por um período de 40 dias. Você terá compulsão por eles nessa fase, mas aguente firme. O benefício posterior compensará o sacrifício.

O açúcar de cana-de-açúcar, tão popular no Brasil, cujo nome específico é sacarose, quando digerido se transforma em glicose e frutose.

Já está bem estabelecido que o excesso de glicose é bastante maléfico, mas alguns estudos têm demonstrado que o excesso de frutose é ainda pior.

A frutose é derivada do açúcar das frutas, da sacarose e do xarope de milho, que contém frutose concentrada.

Entretanto, esse xarope com alta concentração de frutose e sabor muito doce é adicionado a diversos produtos da indústria alimentícia e também nos sucos de fruta e refrigerantes.

E a indústria passou a adicionar cada vez mais frutose, por ser esta 70% mais doce que a sacarose. Além disso, a frutose é mais estável em soluções líquidas, como os refrigerantes e sucos de fruta, justificando seu uso disseminado.

O interessante é que, se uma pessoa consome a frutose das frutas e vegetais, não há problemas, uma vez que esses alimentos contêm vitaminas, minerais e fibras que irão reduzir a absorção de frutose, ou, pelo menos, torná-la mais saudável.

Antigamente, as pessoas consumiam de 15 a 20 gramas de frutose por dia, grande parte na ingestão de frutas frescas. A ocidentalização da alimentação resultou em aumento significativo da frutose adicionada à dieta, conduzindo a um consumo diário de 85 a 100 gramas.

Depois de passar pelo intestino, a frutose é rapidamente levada ao fígado para processamento. No fígado há dois destinos: ou é transformada em glicose e utilizada para energia por células hepáticas, para em seguida ser armazenada como glicogênio hepático; ou é transformada em ácidos graxos livres (GORDURA).

A frutose praticamente só pode ser metabolizada no fígado, pois só ele tem quantidades suficientes da enzima frutoquinase.

Se você tem uma grande quantidade de frutose em sua dieta, ela só tem um destino: seu fígado.

Se os seus níveis de glicogênio estão elevados, a frutose é transformada em gordura e mandada para outras partes do corpo, principalmente para o abdome.

Muita frutose na dieta pode ser uma razão importante para o aumento da obesidade e também para a dificuldade de emagrecer.

O máximo recomendado para a ingestão de frutose é de 25 gramas ao dia.

Veja alguns exemplos da quantidade de frutose em alguns alimentos:

- Molho de tomate	42 g de frutose; (1 lata de 500 g)
- Refrigerante tipo cola (1 lata de 350 mL)	37 g de açúcares, sendo 22 g de frutose;
- Suco de laranja (1 copo 200 mL)	17 g de frutose;
- 1 laranja sem casca	2,40 g de frutose;
- Suco de maçã (1 copo 200 mL)	16 g de frutose;
- 1 maçã com casca	7,6 g de frutose;
- 1 banana	17 g de açúcares, sendo 3,2 g de frutose;
- 1 manga	8 g de açúcares, sendo 1,89 de frutose;

- 1 fatia de melão	8 g de açúcares, sendo 1,6 g de frutose;
- Suco de abacaxi em cx (1 copo 200 mL)	25 g de açúcares, sendo 10 g de frutose;
- Energético (1 lata 250 mL)	11 g de açúcares, sendo 5 g de frutose;
- Isotônico (1 garrafa 500 mL)	30 g de açúcares, sendo 11 g de frutose.

2. Use Stévia como adoçante preferencial e sucralose como segunda opção. Não use aspartame, sacarina ou acesulfame de potássio.

3. Coma somente cereais e pães integrais. Sempre associe o arroz a uma leguminosa (feijão, lentilha ou grão-de-bico).

4. Não pule refeições. Faça três refeições principais, e nos intervalos use alguma fruta e associe amêndoas (nozes, castanhas etc.).

5. Use alguns suplementos que melhorem a resistência insulínica e diminuam sua concentração.

Sempre que possível, e se você gostar, acrescente canela a suas refeições e frutas.

Obs.: Não use sucos. Coma a fruta.

- Chá-verde morno, após cada refeição principal.
- Uma cápsula ômega 3 em cada refeição principal.
- Acrescente gengibre ralado em suas saladas.

O gráfico a seguir ilustra o resultado dessas mudanças na alimentação.

Baixos índices glicêmicos

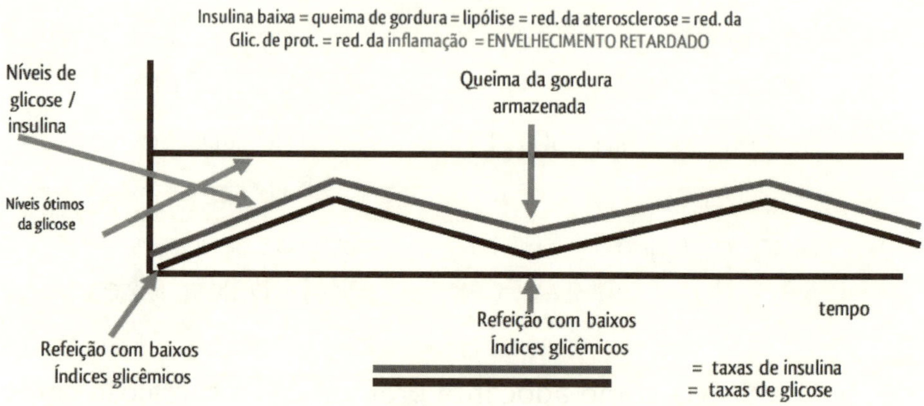

Se você fizer isso, estará dando um grande passo na prevenção da maioria das doenças e também na melhora da qualidade de vida.

Capítulo 4

JÁ APRENDI SOBRE A INSULINA E VOU TOMAR PROVIDÊNCIAS PARA DIMINUÍ-LA. MAS QUAL DIETA DEVO SEGUIR? E POR QUANTO TEMPO?

Agora que você aprendeu sobre a insulina, fica fácil saber por que determinadas dietas funcionam na perda de peso.

Exemplo disso é a famosa DIETA DO DR. ATKINS. Essa dieta utiliza um regime rico em gorduras e proteínas, sem a ingestão de carboidratos. POR QUE FUNCIONA? PORQUE NÃO GERA INSULINA. E também porque ocorre naturalmente uma restrição calórica devido à sensação de saciedade que as gorduras e proteínas proporcionam.

No início você emagrece, pois a falta de carboidratos na alimentação obriga o organismo a usar o glicogênio muscular (reserva de energia e de água). Geralmente, a perda de peso é acompanhada da diminuição da massa magra e da hidratação.

AS DIETAS DAS PROTEÍNAS (são várias) seguem o mesmo princípio e também emagrecem. Mas não são dietas saudáveis. As vitaminas, minerais, fitoquímicos (importantes na prevenção do câncer) e as fibras, presentes nos cereais integrais, nas leguminosas, nas hortaliças e frutas, são EXTREMAMENTE IMPORTANTES NA NOSSA SAÚDE. E eliminando ou diminuindo intensamente os carboidratos, você perde essa proteção.

Há várias dietas restritivas e que também funcionam, mas são maléficas. Existem duas boas dietas: *A dieta do ponto Z* (DR. BARRY SEARS) e a do livro *Everyday Cooking* (Dr. Dean Ornish).

O problema com essas dietas é que a maioria funciona por pouco tempo e, após alguns meses, advém o terrível "efeito sanfona".

O efeito sanfona ocorre quando você emagrece e engorda várias vezes. Normalmente, você começa uma dieta da moda, perde peso, mas após algumas semanas ou meses volta a ganhar todo o peso perdido – ou até mais. O efeito sanfona não é apenas frustrante, mas possivelmente é mais prejudicial do que a manutenção de um mesmo peso.

MAS COMO FAZER PARA EVITAR O EFEITO SANFONA? EXISTE UM SEGREDO PARA ISSO?

Existe.

E o segredo é perder massa gordurosa atingindo a porcentagem ideal: abaixo de 25%, no sexo feminino; e abaixo de 20%, no sexo masculino. Ao mesmo tempo, não perder massa magra e até ganhar, se for possível.

Se isso ocorrer, sua TAXA DE METABOLISMO BASAL vai se situar num ponto em que você terá muito mais facilidade para manter o novo peso adquirido. E o tempo em que você vai fazer a dieta mais rigorosa depende do tempo que você levou para adquirir essa taxa de metabolismo basal. Recapitulando:

Quando você atingir a TMB ideal, que vem calculada no resultado da bioimpedância, a dieta poderá passar a ser mais maleável.

Se você não dispõe da bioimpedância, poderá se basear na sua circunferência abdominal associada ao adipômetro (aparelho facilmente encontrado nas academias para medir a gordura corporal). A avaliação com o adipômetro é feita pelo *personal*.

Capítulo 5

AGORA QUERO SABER TUDO SOBRE A DIETA QUE VOCÊ PROPÕE.

---

1. Qual a proporção ideal dos macronutrientes (carboidratos, proteínas e gorduras)?

2. Qual a quantidade de calorias?

3. Como fazer o cálculo dos macronutrientes em relação à quantidade de calorias?

Respostas:

1. Proporção ideal para equilíbrio hormonal:
   40% carboidratos;
   30% proteínas;
   30% gorduras.

2. Quantidade de calorias:

Atividade física discreta – 15 kcal/kg peso. Ex. – pessoa de 70 kg: 1.050 kcal;

Atividade física moderada – 20 kcal/kg peso. Ex. – pessoa de 70 kg: 1.400 kcal;

Atividade física intensa – 25 kcal/kg peso. Ex. – pessoa de 70 kg: 1.750 kcal.

3. Para fazer o cálculo, vamos usar o exemplo da pessoa com 70 kg e atividade física moderada.

Com 20 kcal/kg ao dia, deveria ter uma dieta com 1.400 kcal.

Dessas 1.400 kcal:

40% de carboidratos - 560 kcal. Como 1 grama de carboidrato gera 4 kcal, para a produção de 560 são necessários 140 gramas (560 dividido por 4).

30% de proteínas - 420 kcal. Como 1 grama de proteína gera 4 kcal, para a produção de 420 kcal são necessários 105 gramas (420 dividido por 4).

30% de gorduras - 420 kcal. Como 1 grama de gordura gera 9 kcal, para a produção de 420 kcal são necessários 46,6 gramas (420 dividido por 9).

Usando as boas fontes de carboidratos e gorduras (que vou explicar adiante), em quantidades limitadas, não é preciso se preocupar demasiadamente com cálculos desses nutrientes. Preocupe-se, principalmente, com o cálculo das proteínas.

Capítulo 6

VOCÊ RELATOU NO CAPÍTULO 3 QUE OS CARBOIDRATOS DE ELEVADA CARGA GLICÊMICA SÃO OS GRANDES VILÕES, AO MANTEREM A INSULINA EM PATAMARES ELEVADOS. QUAIS CARBOIDRATOS DEVEM, ENTÃO, FAZER PARTE DA MINHA DIETA?

Para que possamos fazer as melhores escolhas, devemos primeiramente saber o que é ÍNDICE GLICÊMICO e CARGA GLICÊMICA.

ÍNDICE GLICÊMICO (IG): É o potencial ou a capacidade de um carboidrato em uma porção fixa (50 g) aumentar a taxa de glicose na corrente sanguínea, se comparado à mesma porção (50 g) de um carboidrato de referência, geralmente o pão branco ou a própria glicose.

Ao ingerirmos carboidratos, eles entram na corrente sanguínea em diferentes velocidades, de acordo com suas características de absorção e digestão pelo corpo humano.

Curiosamente, a avaliação do índice glicêmico de um alimento não depende apenas de sua classificação como carboidrato "simples" ou "complexo", pois o amido vegetal no arroz branco e nas batatas possui um índice glicêmico mais alto do que os açúcares simples (frutose) nas maçãs e nos pêssegos. Levando-se em conta que o conteúdo em fibras de um alimento torna mais lento o ritmo de digestão, muitos vegetais (ervilhas, feijões e outros legumes) possuem índice glicêmico baixo. Ainda mais: a ingestão de lipídios e proteínas tende a tornar mais lenta a passagem do alimento para dentro do intestino, reduzindo o índice glicêmico do respectivo conteúdo de carboidratos da refeição.

Quando os alimentos disponibilizam maior quantidade de energia em curto espaço de tempo, o fator complicante é que os níveis de açúcar tendem a despencar na mesma velocidade que sobem. Estes são alimentos considerados de alto valor glicêmico, pois afetam muito a resposta de insulina no sangue. Níveis elevados de insulina promovem aumento do catabolismo dos carboidratos, contribuindo para a queda prematura do glicogênio e, portanto, para a fadiga precoce, dentre outros males a longo prazo, como diabetes e problemas do coração.

O IG varia de 0 a 100, sendo que a glicose, por servir de valor de referência, recebe IG de 100.

Além do IG, existe também a Carga Glicêmica (CG), que classifica os alimentos de acordo com a quantidade de carboidratos, ou seja, o quanto do alimento eleva a glicose sanguínea.

A CG é calculada usando uma fórmula que multiplica a quantidade de carboidrato disponível em uma porção pelo IG do alimento, dividindo o resultado por 100. Assim temos uma visão mais realista que varia de acordo com o impacto na liberação de glicose e produção de insulina em uma porção usual de alimento. Em conjunto, os dois fatores funcionam melhor.

Imaginem a melancia, que tem um alto IG. Significa que se você consumir 50 g de melancia, a quantidade de açúcar no sangue subirá mais rapidamente que outros alimentos de menor IG. No entanto, a melancia possui uma baixa CG. Isso significa que tem pouca quantidade de carboidrato em uma porção usual, portanto, seu impacto na produção final de glicose não é tão significativo.

Alimentos com CG menor que 10 são classificados como de baixa carga; CG entre 10 e 20 são de carga média, e com CG maior que 20 são de alta CG. Veja o exemplo a seguir:

ALIMENTO	PORÇÃO	1G	CG
Açúcar (sacarose)	1 colher de sopa	60	8
Arroz branco	1 xícara	64	33
Arroz integral	1 xícara	55	23
Banana	1 unidade grande	52	14
Batata assada	1 unidade média	85	28
Cenoura	1 unidade grande	47	2
Espaguete	1 xícara	42	16
Farinha de aveia	1 xícara	58	12
Iogurte desnatado	1 xícara	33	16
Laranja	1 unidade média	48	6
Maçã	1 unidade média	38	6
Mel	1 colher de sopa	55	9
Melancia	1 xícara	72	8
Pão francês	½ unidade	70	10
Pipoca	2 xícaras	72	7
Pizza	2 pedaços	30	13
Sorvete	1 xícara	61	10
Glicose	50g	100	50

Assim, é importante associar os dois índices, pois tão importante quanto a rapidez (IG) que a glicose é elevada no sangue, é a quantidade de glicose que se ingere (CG).

Fontes boas de carboidratos que você deve usar na sua alimentação

Para facilitar, vou enumerar os alimentos mais usados na nossa dieta, escolhidos devido ao índice glicêmico e carga glicêmica mais baixos e adequados para uma dieta saudável.

Apresentarei também os benefícios de cada um para nossa saúde.

Iniciarei com os dois alimentos básicos de nossa dieta: **O ARROZ E O FEIJÃO.**

ARROZ INTEGRAL: O grão integral contém as três camadas da semente – farelo, germe e endosperma – que fornecem maior valor nutricional que o branco. Contém lignanas que ajudam a restabelecer a flora intestinal, nutrientes importantes como vitaminas B1, B3 e B6, fósforo, zinco, selênio, cromo e potássio. Contém ainda cinco vezes mais fibras que o arroz branco, essenciais na prevenção do envelhecimento arterial e redução do risco de câncer.

1 xícara de arroz integral cozido tem 200 calorias. Uma parte dessas calorias deve ser descontada, por estar ligada às fibras (não absorvidas).

FEIJÃO: Um dos alimentos mais importantes de nossa dieta. Possui fibras solúveis e insolúveis, que controlam o colesterol e reduzem o risco de certos cânceres (principalmente os de mama e o de intestino).

Excelente fonte de folato, magnésio e potássio. Os feijões mais escuros (como o feijão preto) são ricos em compostos antioxidantes chamados antocianinas. O branco possui faseolamina, que dificulta a absorção de carboidratos, auxiliando no emagrecimento. Na verdade, entre os vinte principais alimentos que contêm antioxidantes, quatro são feijões.

Unir o feijão ao arroz permite que o índice glicêmico não dispare. O índice glicêmico do feijão é muito baixo. Mas as vantagens da aliança não param por aí. Eles se complementam, do ponto de vista proteico. No arroz falta o aminoácido lisina (tem no feijão), e no feijão falta o aminoácido metionina (tem no arroz). A junção dos dois fornece todos os aminoácidos para a formação de proteínas. Use para cada duas colheres cheias de arroz (100 gramas), uma concha de feijão cozido (100 gramas).

Vale ressaltar que o consumo de feijão vem caindo progressivamente e a obesidade aumentando. No Brasil, em 1960, o consumo era de 23 kg/pessoa/ano; em 2010, foi de 17 kg/pessoa/ano.

1 concha de feijão cozido (100 gramas) tem 70 calorias em média.

ERVILHAS, LENTILHAS E GRÃO-DE-BICO: Leguminosas (como o feijão) e que também possuem metionina e não têm lisina. Portanto, complementam-se com o arroz por conterem todos os aminoácidos essenciais para a formação de proteínas.

A ervilha e a lentilha têm a mesma quantidade de calorias que o feijão: **70 calorias em cada 100 gramas**.

O grão-de-bico tem um pouco mais – **180 calorias em cada 100 gramas** –, mas em compensação tem mais triptofano, um aminoácido usado para a produção de serotonina (neurotransmissor importante para a sensação de bem-estar e prazer).

SOJA, QUINOA E AVEIA: Diferentemente do arroz e do feijão, esses alimentos vegetais possuem todos os aminoácidos essenciais (não produzidos pelo corpo humano) para a produção de proteínas. Entre todos os legumes, a soja é a fonte mais rica de proteínas.

A soja possui fitoquímicos - isoflavonas (dadzeína e genisteína) que podem ajudar a prevenir certos tipos de câncer. A carga glicêmica é baixa, e 100 gramas (4 colheres de sopa) têm 130 calorias.

A quinoa, em 100 gramas (8 colheres de sopa), tem 390 calorias, e a aveia em flocos tem 380 calorias em 100 gramas (8 colheres de sopa). A quinoa é uma boa fonte de proteína vegetal, e a aveia um dos mais ricos em fibras. A aveia possui ainda as betaglucanas, que ajudam no controle das gorduras maléficas e aumentam nossa imunidade.

PÃES: Embora o pão feito com farinha integral ou outros pães integrais contenham mais nutrientes e fibras que o pão branco, não pense que só o fato de a embalagem conter "pão de trigo" significa que ele é rico em cereais integrais. Grande parte dos chamados pães de trigo contém farinha branca enriquecida com um pouco de farinha de trigo. E muitos contêm açúcar desnecessariamente.

Antes de comprar, consulte o rótulo. A não ser que esteja especificado no rótulo que o pão é 100% integral, ele pode conter farinha altamente refinada. A farinha de trigo integral deve encabeçar a lista de ingredientes.

O índice glicêmico do pão branco é de 103, enquanto o de farelo de aveia ou o de centeio integral é de 70.

MASSAS: A escolha deve recair nas massas integrais, que são produzidas com farinha de trigo integral e uma excelente fonte de fibras. Elas também contêm folato, vitamina B6, magnésio, fósforo, zinco, cobre e manganês.

Acrescente hortaliças, um pouco de azeite de oliva e alho fresco à sua massa para obter alimentos que auxiliem no combate ao câncer. O licopeno, presente nos molhos (puros) de tomate, também auxilia nesse aspecto.

HORTALIÇAS (LEGUMES E VERDURAS): Fazer uma dieta rica em hortaliças reduz comprovadamente o risco de diversos tipos de câncer, inclusive câncer de mama, próstata, bexiga, ovário e intestino. Dê preferência às hortaliças cruas ou cozidas no vapor.

Tente incluir diariamente algum tipo de hortaliça do grupo das brássicas (brócolis, couve-flor, repolho, nabo, agrião, rúcula, couve-manteiga, rabanete e couve-de-bruxelas). Elas possuem duas substâncias (indol-3-carbinol e sulforafane) com grandes propriedades anticancerígenas.

A maioria das hortaliças possui índice glicêmico e carga glicêmica baixa, com exceção de determinadas féculas, como a batata.

FRUTAS: As frutas fornecem fibras, vitaminas e principalmente flavonoides importantes na prevenção de doenças e câncer.

Pelo menos dois tipos de frutas devem ser incluídos na nossa dieta diária. Boa parte tem índice glicêmico elevado, mas com carga glicêmica baixa. Algumas têm carga glicêmica mais alta (banana, por exemplo).

Existe um modo de diminuir a geração de insulina por parte das frutas: o uso de canela em pó na fruta ou o uso concomitante de algum tipo de amêndoa.

Capítulo 7

APRENDI COMO ESCOLHER OS BONS CARBOIDRATOS NA NOSSA ALIMENTAÇÃO. GOSTARIA DE APRENDER SOBRE AS PROTEÍNAS.

AS PROTEÍNAS SÃO TÃO IMPORTANTES COMO DIZEM? QUAIS AS BOAS FONTES DE PROTEÍNAS E COMO DISTRIBUÍ-LAS NAS REFEIÇÕES?

Primeiro, vamos entender as proteínas.

Todas as proteínas são formadas por uma ligação sequencial de vinte tipos de aminoácidos.

Existem os aminoácidos essenciais, que obrigatoriamente têm de vir da nossa alimentação, pois não são produzidos no nosso organismo. São dez: arginina, leucina, isoleucina, valina, lisina, metionina, fenilalanina, triptofano, treonina e histidina.

No capítulo anterior, comentei a falta de um aminoácido essencial tanto no arroz (lisina) quanto no feijão (metionina) e que, ao se juntarem, formam uma boa fonte de proteína (com todos os aminoácidos essenciais).

O restante dos aminoácidos é classificado como "não essencial", pois é produzido pelo nosso organismo.

As proteínas são essenciais para a sobrevivência do ser humano e animais

As proteínas estruturam e reparam os tecidos do corpo e produzem de hormônios a anticorpos, de enzimas a neurotransmissores.

O corpo humano adulto possui cerca de 2 milhões de proteínas, com 50 mil a 100 mil tipos diferentes.

Uma proteína é formada por um mínimo de 50 moléculas de aminoácidos. As maiores proteínas do nosso corpo podem chegar a mais de 30 mil aminoácidos. A insulina, por exemplo, tem 51 aminoácidos, a hemoglobina tem 574 aminoácidos, as proteínas dos músculos podem ser formadas por mais de 30 mil aminoácidos.

Nossa necessidade diária

Nos adultos a necessidade varia de 0,8 gramas/kg/dia (no sedentário), até 2 gramas/kg/dia (no atleta de alta *performance*).

No Capítulo 2 expliquei como calcular a quantidade de proteínas para atividade física discreta, moderada e intensa.

Entretanto, alguns fatores e estados fisiológicos – como a gestação, lactação, crescimento, presença de patologias infecciosas, traumas, entre outros – podem elevar os requerimentos proteicos diários. Em casos como na insuficiência renal, pode haver redução da necessidade diária.

As boas fontes de proteínas

As proteínas de origem animal apresentam todos os aminoácidos essenciais e são consideradas de alto valor biológico (alta absorção e aproveitamento).

Em se tratando das proteínas vegetais, a combinação de alimentos da classe dos cereais com outros da classe das leguminosas resulta também em proteínas de alto valor biológico. No entanto, outras proteínas vegetais apresentam perfil de aminoácidos completos e são consideradas de alto valor biológico. Entre estas, podem ser citadas a proteína da soja e a proteína da quinoa.

É importante ressaltar que, quando isolada do grão, a proteína da soja é de grande utilidade clínica. Além de suprir as demandas nutricionais proteicas, tem menos potencial alergênico que o leite bovino e é utilizada em uma grande gama de dietas enterais para doentes impossibilitados de se alimentar adequadamente.

Quantidade de proteínas em alguns alimentos

Carne bovina sem gordura – 1 bife médio (100 g)	30 g
Carne de frango (sem pele) – 1 filé de peito médio (100 g)	25g
Carne de porco (lombo) – 1 bife médio (100 g)	25 g
Sardinha – 2 sardinhas (100 g)	28 g
Pescada branca – 1 filé médio (100 g)	25 g
Ovo inteiro – 2 unidades (100 g)	13 g
Clara de ovo – 3 unidades (100 g)	13 g
Leite semidesnatado – 1 copo 250 mL	11 g
Queijo minas (100 g)	17 g
Queijo de soja – tofu (100 g)	07 g
Arroz integral – cozido (100 g)	2,6 g
Aveia em flocos – (100 g)	14 g
Amendoim – (100 g)	27 g
Castanha-do-pará – (100 g)	19 g

Qualidade das proteínas

A qualidade proteica é avaliada por meio da composição química dos aminoácidos contidos na proteína em questão. A digestibilidade é a medida da porcentagem de proteínas que são hidrolisadas pelas enzimas digestivas e absorvidas pelo organismo na forma de aminoácidos ou de qualquer outro composto nitrogenado.

A medida mais atual e mais bem aceita para avaliar a qualidade das proteínas é conhecida pela sigla **PDCAAS** (escore químico de aminoácido corrigido pela digestibilidade proteica).

Quando a proteína de um alimento apresenta valor de PDCAAS igual a um (1,0), significa que ela contém todos os aminoácidos essenciais e que estes estão em disposição química adequada para atender às necessidades humanas.

Segundo a fonte proteica, o PDCAAS pode ser igual ou inferior a 1,0. Veja a seguir um quadro de comparação da qualidade das proteínas segundo o valor do PDCAAS:

Proteína da soja	1,0
Caseína do leite bovino	1,0
Clara do ovo	1,0
Proteína da carne bovina	0,92
Feijão	0,68
Aveia	0,57
Arroz	0,53
Amendoim	0,52
Trigo integral	0,40
Glúten	0,25
Amêndoas	0,23

Exemplo prático:

Se uma pessoa ingere 30 gramas de proteína isolada da soja, a quantidade total será aproveitada pelo organismo. Vamos supor que essa mesma pessoa se alimente de uma porção de aveia que contenha 30 gramas de proteína. A quantidade de proteína a ser aproveitada será de somente 40%, ou 12 g (PDCAAS DE 0,40).

Como distribuí-las nas refeições

Oriento meus pacientes a distribuir as proteínas em cinco refeições: três principais e dois lanches (manhã e tarde).

Oriento também a variação de proteínas nas refeições, mas nos dois lanches oriento o uso de amêndoas (nozes, amêndoas, castanha-do-pará, castanha-de-caju).

Nesses dois lanches, a quantidade de proteínas é pequena em virtude do escore baixo de digestibilidade de proteínas das oleaginosas (amêndoas).

O cálculo da quantidade depende do peso e da atividade física, como já expliquei anteriormente e vou detalhar em capítulo posterior.

Capítulo 8

E AS GORDURAS? SÃO REALMENTE TÃO MALÉFICAS? EXISTEM TAMBÉM AS BOAS GORDURAS?

Há quatro tipos principais de gordura alimentar: saturada, poli-insaturada, monoinsaturada e gordura trans. As três primeiras ocorrem naturalmente. A gordura trans é um produto criado artificialmente e que imita a gordura saturada.

Os quatro tipos têm a mesma quantidade de calorias: 9 calorias por grama de gordura.

As poli-insaturadas: ômega 3 e ômega 6.

De todas, as mais benéficas são as monoinsaturadas ômega 9 e as poli-insaturadas ômega 3.

Gorduras Saturadas

Ácido palmítico, no óleo de palma;
Ácido mirístico, no óleo de coco;

Ácido láurico, na carne bovina;
Ácido butírico, na manteiga;
Ácido caproico, no leite de cabra.

São ácidos graxos saturados. São assim chamados, porque todos os átomos de carbono estão ligados a hidrogênios (só existem ligações simples em sua cadeia).

O representante mais famoso é o **colesterol**.

O colesterol não é esse vilão que tanto propagam. Ele é necessário para quase todas as células do corpo.

As principais funções são:

Produzir determinados hormônios, como os esteroides (hormônios sexuais) e cortisol;
Síntese de neurotransmissores;
Síntese de vitamina D;
Construir e reparar as membranas celulares;
Produção de ácidos biliares.

Como o colesterol não é solúvel em água, para circular ele necessita da ajuda das lipoproteínas HDL, LDL e VLDL.

O LDL distribui o colesterol para as células onde vai exercer suas funções.

O HDL funciona como um "varredor" do excesso de colesterol na circulação e impede a oxidação do LDL-colesterol. É o LDL-colesterol oxidado que ajuda a formar as lesões na circulação (artérias), levando às doenças cardiovasculares. O HDL traz de volta para o fígado o LDL-colesterol, no qual é convertida a bile, que será excretada e eliminada pelas fezes. O ideal é manter o HDL acima de 50 mg/dL.

70% do nosso colesterol é produzido no fígado e somente 30% vem da dieta.

Existe atualmente uma corrente de estudos muito forte que defende o uso de drogas para diminuir nossa produção de colesterol. Estão colocando como valores normais patamares cada vez mais baixos em relação ao colesterol.

Essas drogas chamadas de estatinas (sinvastatina, atorvastatina, rosuvastatina e pravastatina) já são as mais vendidas no mundo.

O fato é que quando o colesterol total cai abaixo de 140 mg/dL, aumenta-se o risco de depressão (falta de neurotransmissores) e de disfunções sexuais (diminuição dos hormônios sexuais).

Essas drogas (estatinas) também têm efeitos colaterais no fígado e nos músculos. E há estudos demonstrando o aumento de diabetes. Devem ser feitos periodicamente exames para verificação desses efeitos colaterais: CPK (músculos), TGP E GAMA GT (avaliação hepática) e glicemia.

Não receito essas drogas com frequência. E quando as receito, uso concomitantemente a COENZIMA Q10, que funciona como um antídoto para os efeitos colaterais.

Prefiro corrigir primeiro (antes do uso dessas drogas) todas as alterações existentes, dentre as seguintes:

gordura abdominal (visceral) aumentada;
hipotireoidismo: mesmo com TSH no limite da normalidade (entre 4 e 5 mU/L) e T4 livre normal, pois a perda de gordura já é difícil nesse nível. Tento manter TSH entre 0,5 e 2,0;
insulina elevada;
ferritina elevada;
homocisteína elevada;
vitamina D baixa.

Os valores normais e as condutas já detalhei no Capítulo 2.

Faço seguimento do resultado dessas correções com a dosagem seriada da **proteína C ultrassensível**.

Triglicérides: Além de vir da comida gordurosa, essas moléculas, que nada mais são do que um agrupamento de ácidos graxos, podem se formar no nosso organismo por meio de fontes de carboidratos. O risco cardiovascular aumenta bastante quando temos triglicérides elevado, associado com HDL abaixo de 40 mg/dL.

O ideal é manter triglicérides abaixo de 150 mg/dL.

O ômega 3 ajuda na sua diminuição.

Gorduras insaturadas

Monoinsaturada: também é chamada de ômega 9. Um dos maiores representantes é o ácido oleico. Essas gorduras ajudam a prevenir doenças, principalmente as cardiovasculares. Têm sido também associadas ao aumento do "bom colesterol" (HDL).

Boas fontes:

azeite de oliva extravirgem;
óleo de canola;
abacate;
oleaginosas: nozes, castanha-do-pará, castanha-de-caju, noz-macadâmia, amendoim, amêndoas.

Poli-insaturada: os ômegas 3 (EPA e DHA) e 6 são dessa família de ácidos graxos.

É muito importante o equilíbrio entre os dois.

Na nossa dieta (ocidental) existe um predomínio muito grande da quantidade de ômega 6 em relação ao ômega 3, chegando, às vezes, a ultrapassar a relação de 20:1.

Existem estudos demonstrando que relações bem mais baixas podem ajudar a prevenir várias doenças, como câncer, doenças cardiovasculares, diabetes, doenças inflamatórias, depressão etc.

O ideal é uma relação abaixo de 5:1, e para que isso aconteça, é necessário uma diminuição do uso de ômega 6 e um aumento do uso de ômega 3 (inclusive com suplementação em cápsulas). O ômega 3 em cápsulas deve ter boa procedência, pois se não estiver bem purificado pode vir contaminado com mercúrio (tóxico ao nosso organismo).

Fontes de ômega 3:

sardinha, atum, arenque, salmão (não o de cativeiro). São os de cadeia longa;

o ômega 3 contido na linhaça e na chia é o de cadeia curta (ácido linolênico) e precisa ser transformado em cadeia longa (no nosso organismo) para exercer sua função.

Fontes de ômega 6:

óleos vegetais: girassol, milho, algodão, soja;

fontes de proteínas de origem animal.

Gordura trans: é da família das insaturadas, mas tem comportamento maléfico pior que as saturadas. Além de elevar o mau colesterol (LDL), pode reduzir os níveis do bom colesterol (HDL). Tem também uma maior facilidade de ser oxidada e se depositar na parede das artérias.

Embora a indústria esteja trabalhando para excluir o ingrediente das formulações, a tarefa é bem complicada. Ainda é possível encontrar nas gôndolas dos supermercados produtos que carregam essa substância, principalmente em biscoitos, tortas, chocolates e margarinas.

Concluindo e respondendo à pergunta das boas gorduras

Vocês notaram na explanação que existem, sim, as boas gorduras. Exceto a gordura trans, todas as outras devem fazer parte da nossa dieta.

O ideal é que diversifiquemos as fontes. As nossas refeições principais (café da manhã, almoço e jantar) devem conter todos os macronutrientes (carboidratos, proteínas e gorduras).

Devemos usar diariamente fontes de gorduras monoinsaturadas e poli-insaturadas. No caso das poli-insaturadas, temos de restringir as fontes com ômega 6 e aumentar as fontes de ômega 3. Mesmo assim, fica difícil atingir uma relação mais baixa (abaixo de 5:1), se não ingerirmos suplementação de ômega 3 em cápsulas.

Capítulo 9

E OS SUPLEMENTOS? EXISTEM AQUELES QUE PODEM AJUDAR A PREVENIR DOENÇAS OU PROPORCIONAR MAIS QUALIDADE À MINHA VIDA?

Sim, existem vários. E podem melhorar e até proporcionar mais anos de vida com boa qualidade.

Vou iniciar com um dos mais importantes.

Probióticos

Atualmente, a microbiota intestinal é reconhecida como tendo não somente forte impacto sobre a função e a saúde do sistema digestivo, mas também sobre a saúde do organismo humano em sua totalidade.

A suplementação com lactobacilos (bactérias benéficas da flora intestinal) ajuda a manter uma flora saudável e é uma opção terapêutica natural na prevenção de várias doenças, além de melhorar nosso sistema imunitário.

Apresenta os seguintes benefícios:

é muito importante para nossa imunidade geral;

auxilia na produção de serotonina (neurotransmissor responsável pela sensação de bem-estar);

grande benefício nas alergias alimentares;

pode reduzir a gravidade dos sintomas, bem como a recorrência de alergias em crianças;

se tomado pela mãe durante a gravidez, parece reduzir a incidência de eczema atópico e outras doenças alérgicas na criança;

ajuda na intolerância à lactose, favorecendo a conversão de lactose em acido láctico;

reduz a permeabilidade intestinal na absorção de alérgenos e bactérias intestinais do trato intestinal para o restante do corpo;

na prevenção e tratamentos das diarreias ocasionadas por bactérias, vírus e as causadas por antibioticoterapia;

auxilia na síntese da vitamina K. Estudos recentes demonstram a importância dessa vitamina na prevenção e tratamento de doenças cardiovasculares;

ajuda a reduzir os níveis de colesterol por diminuição da reabsorção intestinal e também aumenta a produção de ácido propiônico, que diminui a produção hepática do colesterol;

ajuda a reduzir os sintomas das doenças inflamatórias intestinais (Doença de Crohn, retocolite ulcerativa e síndrome do intestino irritável).

Essa suplementação pode ser feita com lactobacilos em sachês ou cápsulas encontradas em farmácias. Também em alimentos como iogurtes, leite fermentado e coalhada.

Para manter a flora intestinal saudável e em equilíbrio, é necessária a ingestão de prebióticos (inulina e oligofrutose) que funcionam como alimentos para essas bactérias. Estão presentes nas frutas e vegetais como: banana, trigo, aspargo, alcachofra, tomate, chicória e alho.

Observação importante: a maioria das pessoas obesas tem disbiose intestinal (desequilíbrio da flora intestinal).

Vitamina D

No Capítulo 2, detalhei sobre as vantagens de manter um nível normal da vitamina D. O problema é que a maioria das pessoas não apresenta níveis ótimos de vitamina D.

Peço de rotina a 25 hidroxivitamina D na minha clínica, e quase a totalidade dos meus pacientes não apresenta níveis ótimos.

Existe um grande receio da exposição ao sol e aparecimento do câncer de pele. No entanto, o câncer de pele mais agressivo é o melanoma, e seu aparecimento não está ligado à exposição ao sol. O mesmo não se pode dizer do carcinoma basocelular e espinocelular, formas não tão agressivas.

Oriento meus pacientes a uma exposição de 10 minutos, para os de pele mais clara, e de 20 a 30 minutos, para os de pele mais escura.

Prescrevo também 10 gotas ou mais de vitamina D, até atingir nível ótimo, e mantenho uma dose de manutenção de 5 gotas diárias.

As apresentações comerciais (existem várias) têm 200 unidades por gota.

Coenzima Q10 (Ubiquinona)

Está presente em praticamente todas as células do nosso organismo. Como é essencial na produção de energia (ATP) nas mitocôndrias, localiza-se nos órgãos de maior demanda energética: coração, cérebro, fígado e rins.

À medida que envelhecemos, ocorre uma diminuição da coenzima Q10.

Existem estudos demonstrando aumento da expectativa de vida em ratos.

Como já relatei anteriormente, as drogas (estatinas) usadas para diminuir o colesterol também acarretam uma diminuição da coenzima Q10. Rotineiramente, quando prescrevo estatina, associo coenzima Q10.

Prescrevo a coenzima Q10 para a maioria dos meus pacientes: nas doenças cardiovasculares, nas doenças neurodegenerativas (principalmente na Doença de Parkinson), no diabetes e também na prevenção de doenças.

Uso doses que variam de 100 a 400 mg diários. Geralmente mando manipular, mas existem no mercado preparações farmacêuticas.

Ômega 3

Compreende os ácidos EPA (ácido eicosapentanoico) e o DHA (ácido docosahexanoico):

- ajudam a reduzir os níveis de triglicerídes em até 65%, e do colesterol em até 25%;
- combatem os efeitos nocivos da gordura saturada e de ácidos graxos trans;
- reduzem agregação de plaquetas, diminuindo o risco de infartos e derrames;

- diminuem a inflamação gerada pelas gorduras ômega 6 e também pela obesidade;
- melhoram a sensibilidade à insulina, ajudando na prevenção e tratamento do diabetes;
- ajudam a reduzir a pressão arterial elevada;
- diminuem a incidência de câncer e o desenvolvimento de metástases;
- auxiliam na prevenção e tratamento de doenças neurológicas, como a Doença de Parkinson e a Doença de Alzheimer;
- auxiliam também no tratamento da depressão e do transtorno bipolar;
- usados na gestação, podem ajudar no desenvolvimento cognitivo e motor das crianças;
- estudos recentes demonstram melhora no aprendizado de crianças normais e com transtorno de déficit de atenção (TDA).

Com todas essas propriedades, na minha opinião, a maioria das pessoas deveria fazer uso da suplementação de ômega 3.

Obs.: devido à sua ação na agregação das plaquetas, é aconselhável suspender o ômega 3 uma semana antes de cirurgias (pode sangrar um pouco mais que o habitual).

Chá-Verde

A *Camelia sinensis* é a fonte para o chá-verde e o chá-preto.

Contém flavonoides, ácidos fenólicos e catequinas. Dentre as catequinas, as mais importantes são: epigalocatequina-galato, epigalocatequina, epicatequina e catequina.

Estudos epidemiológicos apontam o chá-verde como protetor contra o câncer e doença arterial coronariana.

O chá-verde morno usado após as refeições tem efeito termogênico e ajuda no emagrecimento.

O chá-verde de procedência japonesa tem mais catequinas que o de origem chinesa.

O ideal é usar extratos padronizados em pó e que não necessitem fervura (o que pode diminuir substancialmente as catequinas).

Após as refeições, usar morno, e gelado entre as refeições.

Cálcio

Quando se faz reposição de cálcio, é primordial a reposição de **magnésio e vitamina K2**. Assim como é necessário que tenhamos bons níveis de vitamina D, também são importantes esses coadjuvantes (magnésio e vitamina K2), que direcionam o cálcio para os ossos.

Quando não temos esses elementos em quantidades adequadas, o cálcio pode se depositar nas artérias e válvulas cardíacas, levando a doenças cardiovasculares e osteoporose.

A maior parte da população não apresenta uma ingestão adequada de magnésio e vitamina K2. O departamento de agricultura dos Estados Unidos admite que 57% dos americanos têm uma ingestão insuficiente de magnésio.

Suplemento cálcio para uma porcentagem grande de pacientes, mas sempre associado ao magnésio. Recentemente agreguei a vitamina K2 (manipulada), como vou explicar adiante.

Vitamina K2

Conforme envelhecemos, as paredes das nossas artérias podem ficar infiltradas de cálcio (calcificação arterial).

Felizmente, existe um mecanismo que mantém o cálcio fora das nossas artérias. Para que isso funcione, há necessidade de termos suficiente vitamina K2 (além da vitamina D e magnésio).

O problema é que nossa dieta não tem quantidade suficiente de vitamina K2, e com nosso envelhecimento, o cérebro, as glândulas, as válvulas cardíacas e as artérias irão sofrer calcificação, levando a vários tipos de doenças.

Temos na nossa dieta a vitamina K1 (presente na acelga, brócolis, couve-de-bruxelas, espinafre cru etc.) e dois tipos de vitamina K2: menaquinona 4 (encontrada na gordura animal) e menaquinona 7, mais difícil de encontrar.

Dessas, a mais importante na prevenção das doenças é a vitamina K2 do tipo menaquinona 7. Podemos encontrá-la na culinária japonesa com a ingestão do *natoo* (soja fermentada em palha de arroz) e também nos queijos duros.

Para meus pacientes, tenho receitado vitamina K2 (menaquinona 7) na dose de 100 microgramas diariamente.

Obs.: A associação do cálcio, vitamina D, magnésio e vitamina K2 (menaquinona 7) é um dos grandes segredos do nosso envelhecimento saudável.

Multivitaminas

Muita gente acredita que, com a alimentação adequada, a suplementação de vitaminas e sais minerais torna-se desnecessária. Mas há razões convincentes que provam essa inverdade. Novas pesquisas demonstraram que grande parte da população nasce com defeitos genéticos que podem ser corrigidos apenas com megadoses de suplementos corretos.

Exemplo disso é que boa parte da população tem níveis elevados de homocisteína, o que aumenta substancialmente o risco de doenças cardiovasculares, Doença de Alzheimer e também câncer. Essa população necessita de uma suplementação maior de vitamina B6, B12 e ácido fólico, para reduzir o nível de homocisteína. A RDA (ingestão diária recomendada) não dá conta do recado.

Com novos testes genéticos agora disponíveis, parece que muitas pessoas têm necessidade de um ou mais nutrientes muito além da quantidade de RDA. Para a conquista da saúde ideal, não se pode ignorar esse aspecto.

Antes de recomendar multivitaminas e sais minerais, peço dosagem de ferritina. Se a ferritina estiver elevada, dou preferência aos suplementos que não têm ferro na sua composição.

Rhodiola rosea

É uma planta nativa da Sibéria ártica e conhecida como "Golden Root" (raiz de ouro). Há séculos as raízes de *Rhodiola* têm sido usadas pelas culturas da Europa oriental e asiática para melhorar a resistência física, o rendimento no trabalho e a fadiga.

Acredita-se que os efeitos estejam relacionados à otimização dos níveis de serotonina, dopamina e endorfinas.

Tenho receitado *Rhodiola rosea* com muita frequência, e os resultados são animadores na fadiga, na depressão e ansiedade, e também no desempenho mental.

Uso doses de 200 a 400 mg duas vezes ao dia.

Esses são os suplementos que uso rotineiramente em minha clínica para a maioria dos meus pacientes.

Existem outros suplementos que receito, mas que dependem de exames laboratoriais adicionais.

Capítulo 10

COMO JUNTAR TUDO E COLOCAR EM PRÁTICA A DIETA?

"Que seus alimentos sejam seus medicamentos
e que seus medicamentos sejam seus alimentos."
(Hipócrates 460-370 a.C.)

Antes de responder a esta pergunta, façamos uma reflexão sobre esta frase atribuída a Hipócrates, considerado o "Pai da Medicina".

Oriento meus pacientes que estão acima do peso, e já com exames alterados, sobre a introdução de determinados alimentos e a retirada de outros. Frequentemente, as respostas são: "eu não gosto disso" (por exemplo, as frutas e verduras), "eu não vou conseguir ficar sem isso" (por exemplo, doces, refrigerantes, sanduíches e frituras).

Muitas pessoas desistem, mas as que conseguem seguir as orientações têm sua vida mudada para melhor. Não somente pela perda de peso, mas principalmente pela melhora da parte emocional e da autoestima.

O interessante é que essas pessoas começam a gostar desses alimentos saudáveis e evitam os alimentos maléficos, como uma consequência natural do processo de mudança.

Assim, estimulo meus pacientes por um período de pelo menos quarenta dias. Nesse período, resultados satisfatórios já começam a aparecer, e isso faz com que boa parte desses indivíduos consigam ir adiante no programa.

Como relatei anteriormente, as escolhas devem se basear nos bons carboidratos, nas boas fontes de proteínas, nas boas gorduras e nas fibras (solúveis e insolúveis).

As três refeições principais devem conter todos esses nutrientes. A proteína deve ser dividida nas três refeições. Exemplo: uma pessoa de 70 kg que necessita de 1,2 grama/kg/dia terá de ingerir 84 gramas de proteína ao dia, divididas nas três refeições.

Obs.: não ultrapassar 40 gramas de proteína em uma única refeição.

CAFÉ DA MANHÃ (PRIMEIRA REFEIÇÃO PRINCIPAL):

carboidrato: 1 a 2 fatias de torrada integral ou 1 a 2 fatias de pão integral;

boa fonte de gordura: intercalar as fontes (em dias alternados) =

meio abacate pequeno (com adoçante stévia ou sucralose); ou

1 colher de chá do azeite de oliva extravirgem (colocada na torrada ou no pão); ou

1 gema de ovo.

proteína: usar iogurte (6 gramas de proteínas em 1 pote) diariamente (devido aos probióticos) adoçado com stévia ou sucralose e intercalar =

clara de ovo (4,3 gramas de proteína em 1 unidade) – usar no dia da gema de ovo; ou
queijo minas (8,5 gramas proteína em 50 gramas); ou
tofu – queijo de soja (7 gramas de proteína em 100 gramas).

fibras: intercalar misturado ao iogurte =
1 colher sopa de chia; ou
1 colher sopa de linhaça.

Apresentam em cada colher (sopa) cheia 4 gramas de fibras (75% de insolúveis e 25% de solúveis) e também apresentam o ácido linolênico ômega 3 de cadeia curta e que pode se transformar em ômega 3 de cadeia longa no nosso organismo.

LANCHE DA MANHÃ

2 nozes, 1 castanha-do-pará, 2 amêndoas (ou castanha--de-caju);
1 ou 2 tipos de fruta.

ALMOÇO (SEGUNDA REFEIÇÃO PRINCIPAL)

arroz integral com feijão;
salada temperada com gengibre ralado e azeite de oliva extravirgem;
usar diariamente pelo menos uma das seguintes: brócolis, couve-flor, couve-manteiga ou repolho;
uma fonte de prebiótico quatro vezes na semana;
fonte de proteína – variar (ovo, queijo, peixe, carne bovina magra, peito de frango, soja) – com cálculo da quantidade de proteína;
chá-verde morno após a refeição.

LANCHE DA TARDE

1 noz, 2 castanhas-do-pará, 1 amêndoa;
1 ou 2 tipos de fruta.

JANTAR (TERCEIRA REFEIÇÃO PRINCIPAL)

salada;
uma fonte de proteína.

Alimentos que devem fazer parte da sua alimentação

1. Termogênicos (ajudam no emagrecimento):

canela em pó;
gengibre;
chá-verde – morno após cada refeição e gelado entre as refeições;
alho – 1 a 2 dentes e sempre cru (ou 1 a 2 cápsulas);
pimenta-vermelha e pimentões;
água gelada entre as refeições – o organismo queima mais calorias para compensar a temperatura fria.

2. Prebióticos:

chicória;
alcachofra;
aspargos frescos;
cebola (principalmente a roxa).

3. Crucíferos (tem indol-3-carbinol, que é importante na prevenção do câncer):

brócolis;

repolho;
couve-flor;
couve-manteiga.

Obs.: cozimento rápido ou de preferência no vapor.

Capítulo 11

SEI QUE PARA PERDER PESO DEVO FAZER ALGUMA ATIVIDADE FÍSICA. QUAL A MELHOR ATIVIDADE FÍSICA PARA A PERDA DE PESO? QUE SUPLEMENTOS DEVO USAR E EM QUAIS HORÁRIOS?

Para a perda de peso e melhora da taxa de metabolismo basal, a musculação é superior às atividades aeróbicas. Ela promove um maior aumento da massa magra e perda da massa gordurosa.

Dê preferência à musculação, mas não deixe de praticar atividades aeróbicas. O exercício de levantamento de peso faz com que a síntese muscular exceda a perda muscular.

Durante quatro horas após o exercício de resistência, as taxas de crescimento muscular são de duas a quatro vezes maiores que a perda muscular.

Esse período de quatro horas após o exercício é chamado de JANELA ANABÓLICA.

O treinamento com pesos e a ingestão de proteínas durante a janela anabólica melhoram o ganho muscular. E se deixarmos de alimentar os músculos exercitados durante essa janela de recuperação, pode levar à perda muscular.

QUAL FONTE DE PROTEÍNA DEVO USAR NA JANELA ANABÓLICA?

As taxas de digestão das proteínas variam entre as fontes de proteínas, e isso pode influenciar no crescimento muscular.

As proteínas lácteas são absorvidas tanto rapidamente (soro de leite), quanto lentamente (caseína), enquanto a absorção da proteína de soja tende a ser intermediária.

Então, após a atividade física:

a proteína do soro de leite *(whey protein®)* estimula rapidamente e abre a "JANELA ANABÓLICA";
a proteína de soja potencialmente estende o tempo durante o qual a janela está com a abertura máxima;
a caseína prolonga o fornecimento de aminoácidos para os músculos e evita que a janela se feche.

O IDEAL SERIA QUE USÁSSEMOS OS TRÊS TIPOS

Se isso não for possível, oriento para que se faça o cálculo da quantidade de proteína necessária para a complementação. Já expliquei que, se for uma atividade física de leve a moderada, faça o cálculo de 1,2 a 1,5 grama/kg de peso ao dia.

Se for usar somente um tipo de proteína (exemplo: *whey protein*), oriento para que se faça a ingestão logo após a atividade física e repita mais duas vezes com intervalo de uma hora (totalizando três vezes), para aproveitar toda a janela anabólica.

Exemplo de uma pessoa de 80 kg que irá fazer uma atividade física moderada na musculação:

A quantidade de proteína calculada seria de 80 x 1,5 = que equivale a 120 gramas de proteína ao dia.

Supondo que essa pessoa ingeriu 30 gramas de proteína no café da manhã, 40 gramas de proteína no almoço e 20 gramas no jantar.

Então, a ingestão foi de 90 gramas e teria necessidade de mais 30 gramas do suplemento (*whey protein* nesse exemplo) para perfazer as 120 gramas necessárias.

Nesse caso oriento:

- para usar as 30 gramas em 3 tomadas com intervalos de 1 hora (10 gramas de cada vez);
- ou usar 22 gramas de proteína (*whey protein*) dissolvidos em 1 copo de leite desnatado (cada copo de leite tem 8 gramas de proteína) somente uma vez logo após o treino.

Prefiro receitar um suplemento de proteína que tenha pelo menos dois tipos, para que se prolongue sua ação na janela anabólica.

Essa é a suplementação mais importante no pós-treino.

No entanto, existem outras medidas também importantes no pré-treino e que comprovadamente aumentam a incorporação das proteínas nos músculos e que também melhoram substancialmente a tolerância ao exercício e diminuem a fadiga (efeito ergogênico).

1 – Hidratação

A hidratação melhora a termorregulação e a frequência cardíaca durante a atividade física. Usar de 500 mL a 1.000 mL (1 litro).

Tem de ser feita 40 a 60 minutos ANTES da atividade física para ser efetiva.

É o tempo que demora para ocorrer o esvaziamento gástrico, a absorção intestinal e a distribuição no organismo.

A hidratação DURANTE o exercício só tem efetividade se a atividade tiver duração acima de 90 minutos; ou acima de 60 minutos, se a temperatura ambiente estiver elevada.

2 – Hidratos de Carbono

Na associação com a hidratação, já está amplamente demonstrado o efeito ergogênico.

Se for ingerido 40 a 60 minutos antes, melhora a *performance*. O carboidrato ingerido aumenta a glicemia, e o músculo exercitado passa a consumir mais glicose plasmática.

Dessa maneira, o glicogênio muscular é poupado, criando condições para a melhora da *performance* e da intensidade do exercício.

Exemplo: na musculação – 1 série de rosca direta diminui o glicogênio em 13%; 3 séries diminuem o glicogênio em 25%.

Estudos demonstram que para que ocorra a ressíntese de glicogênio no pós-treino, é interessante que se reponha carboidrato dentro da janela anabólica de 4 horas.

É importante que se faça a adição de carboidratos na hidratação numa concentração de 4% a 8 %. Esta concentração otimiza a sua absorção e não causa desconforto gástrico.

O ideal é que se faça uma associação de DOIS tipos de carboidratos:

- um, que tenha ação mais rápida e aja durante a atividade física (exemplo: maltodextrina);
- outro, que tenha absorção e ação mais lenta e que aja na janela anabólica (exemplo: frutose).

Exemplo prático

Para uma concentração de 6% (ideal entre 4% e 8%):

- 30 gramas entre maltodextrina e frutose para 500 mL de água; ou
- 60 gramas para 1 litro de água.

Obs.: não ultrapassar 15 gramas de frutose (pode também ser usada alguma fruta: banana, por exemplo).

Capítulo 12

COMO FAÇO NA MINHA CLÍNICA ATUALMENTE?

Neste capítulo, vou relatar como faço na minha clínica atualmente e os produtos que facilitaram minha prescrição.

Obs.: As informações contidas nos 11 capítulos anteriores já são suficientes para uma mudança de postura em relação aos nossos erros na alimentação.

Há dois anos conheci o *shake* (substituto de refeições) por intermédio de meu filho, que na época estava se iniciando como distribuidor da empresa que o fabrica.

Estudei o produto e verifiquei também sobre a idoneidade da empresa.

O que me chamou a atenção em relação ao shake *foi a sua composição. A quantidade e porcentagem dos macronutrientes era praticamente a mesma que eu preconizava para meus pacientes na clínica.*

SHAKE DILUÍDO COM LEITE SEMIDESNATADADO NA DOSE PRECONIZADA:

- 22 gramas de carboidratos;

- 19 gramas de proteínas – 3 tipos do soro de leite (*whey protein*), proteína isolada da soja e caseína;
- 4,8 gramas de gorduras – deixando espaço para que eu complete para 9 gramas com tipos de gorduras benéficas monoinsaturadas – ômega 9 (azeite, abacate, oleaginosas) e ômega 3;
- Fibra alimentar – 3 gramas – complementar para 7 gramas (1 colher de chia ou linhaça no *shake*);
- Possui ainda na sua formulação: sódio, potássio, cálcio, fósforo, iodo, magnésio, zinco, selênio, cobre e manganês. E também as vitaminas A, B1, B2, B3, B5, B6, B12 e ácido fólico.

Enfim, uma refeição completa com poucas calorias (abaixo de 250) e sem a presença de agrotóxicos. Essas substâncias que estão cada vez mais sendo usadas, podem causar importantes alterações endócrinas no nosso organismo.

Capítulo 13

MONTANDO A DIETA USANDO O *SHAKE*?

Até que a pessoa atinja a taxa de metabolismo basal normal na bioimpedância, ou a cintura abdominal adequada, oriento para usar o *shake* em duas refeições principais.

Essas substituições não precisam ser fixas.

Exemplo: uma pessoa está fazendo as substituições no café da manhã e jantar, mas tem uma festa ou jantar para ir à noite. Ela pode nesse dia substituir o café da manhã e almoço e ir ao jantar.

Quando a pessoa atinge a zona de equilíbrio (taxa de metabolismo basal e/ou circunferência abdominal), mantenho somente uma substituição.

Na prática, continue fazendo a mesma dieta descrita no Capítulo 10, com pequenas diferenças:

- Se for substituir o café da manhã, retirar a fonte de carboidrato e de proteína;
- Se for substituir o jantar, retirar a fonte de proteína, mas mantenha a salada.

Nessa dieta com duas substituições, a pessoa vai ingerir cerca de 80 gramas de proteína por dia.

Quanto à complementação da proteína, de acordo com o peso e atividade física

Agreguei também (além da orientação do Capítulo 10) o uso de dois suplementos da mesma empresa do *shake* e que foram lançados recentemente. Os resultados da melhora da *performance* e da fadiga pós-treino são excelentes.

No pré-treino, oriento para um suplemento que tem 58 gramas de carboidratos (maltodextrina e frutose) e 5 gramas de *Whey protein*, em cada porção de 70 gramas do produto.

Apresenta também em sua composição os eletrólitos – sódio, potássio e magnésio (importante como cofator de três enzimas que controlam a velocidade de geração do ATP) – e as vitaminas do complexo B, que são fundamentais para a geração de energia (ATP – trifosfato de adenosina) no ciclo de Krebs.

Oriento para diluir em 1 litro de água. Como tem 58 gramas de carboidratos, a diluição fica com uma concentração de 5,8% (ideal entre 4% e 8%).

Ingestão de pelo menos 600 mL 40 a 60 minutos antes do treino, e o restante durante o treino.

No pós-treino imediato (musculação ou intervalado máximo), oriento para um suplemento que tem 18 gramas de carboidrato (importante para refazer glicogênio) e 25 gramas de dois tipos de proteínas: *Whey protein* (para o início da janela anabólica) e a caseína (para complementar o tempo total da janela anabólica). Porção de 50,5 gramas do produto (8 colheres de sopa rasas).

Apresenta também em sua composição os eletrólitos: sódio, potássio e magnésio.

As importantes vitaminas do complexo B (explicadas anteriormente).

A vitamina C – importante como antioxidante, na formação do colágeno, no transporte e absorção do ferro e também na síntese de carnitina (que aumenta o transporte e "queima" – oxidação das gorduras).

Possui ainda na sua composição o cromo, mineral importante para melhorar a ação da insulina e evitar o ganho de peso (ajuda no aumento da massa magra e perda de massa gorda). Tem também uma ação na diminuição do apetite e na vontade de comer doces.

Capítulo 14

ASPECTOS PRÁTICOS DA ALIMENTAÇÃO

Fatores nutricionais que melhoram a sensibilidade à insulina e diminuem a sua produção exagerada:

Uma das medidas mais importantes no controle da obesidade e na prevenção das doenças (principalmente o diabetes tipo 2, as doenças cardiovasculares e o câncer) é a melhora da sensibilidade à insulina e consequentemente à diminuição da sua produção. Essa produção aumentada ocorre devido a uma resistência causada pelo aumento da gordura abdominal.

Existem alguns alimentos que podem modular a ação da insulina melhorando a sua sensibilidade:

1. Ácidos graxos Ômega 3: presentes nos peixes de águas profundas marinhas ou em cápsulas manipuladas, possuem um efeito protetor em relação a resistência à insulina. Importante ressaltar que os Ácidos graxos Ômega 6 tem o efeito oposto e podem intensificar essa resistência.

Dar preferência aos peixes menores (sardinha, anchova, arenque e salmão) para evitar a ingestão de mercúrio. O mercúrio está presente no fundo do mar e contamina a alimentação dos peixes. Portanto, os peixes maiores, de longa vida e que se alimentam dos peixes menores tem maior quantidade desse contaminante.

Essa é também uma razão para se escolher cápsulas de Ômega 3 de boa procedência e purificadas (isentas de mercúrio).

2. **Ácidos graxos Monoinsaturados:** principalmente as presentes nas oleaginosas (amêndoas, nozes, pistache, avelã, castanha-do-pará e de caju) tem efeitos benéficos na sensibilidade à insulina. O limite máximo diário para não haver interferência negativa na obesidade seria de 40 gramas ao dia.

Existem estudos demonstrando benefícios adicionais na prevenção de doenças crônicas e até na mortalidade global.

Outras boas fontes de monoinsaturados: azeite de oliva e abacate.

3. **Cereais Integrais:** podem melhorar a sensibilidade à insulina, o perfil lipídico e ajudar na perda de peso.

4. **Magnésio:** presentes em vegetais verdes-escuros, sementes de abóboras, oleaginosas e cereais integrais.

5. **Zinco:** presentes nas ostras e nas carnes.

6. **Cromo:** presentes nos frutos do mar, carnes, queijos, cereais integrais, frutas, leguminosas, brócolis e espinafre.

7. **Vitamina D:** melhora muito a sensibilidade à insulina e têm várias outras funções importantes no nosso organismo, principalmente na prevenção do Câncer e melhora da imunidade (já foi discutido anteriormente o valor mais adequado).

8. Canela: possui cromo e compostos fenólicos que melhoram a sensibilidade à insulina.

9. Chá Verde: uma das medidas mais importantes para o controle do peso é ingerir chá morno após as refeições quentes e gelado no decorrer do dia. Melhora a sensibilidade à insulina e é termogênico (queima calorias naturalmente).

Tem inúmeras outras ações e já demonstradas por estudos, principalmente na prevenção de alguns tipos de Câncer.

O ideal é consumi-lo em pó (extrato padronizado) na dose de pelo menos 2 gramas ao dia. Dessa maneira não é necessário a fervura que acarreta perda de parte das catequinas (flavonóides) presentes no chá e responsáveis pela suas ações benéficas.

10. Cacau: usar somente os chocolates com concentração superior a 70% e não exagerar na quantidade.

Esses são, portanto, moduladores nutricionais que melhoram a ação da insulina.

Vamos agora comentar sobre alguns compostos bioativos que tem ação na proliferação dos adipócitos (células gordurosas) e também na sua destruição. Isso foi demonstrado em um estudo (Rayalan e colaboradores, em 2008):

Genisteina: presente na soja, tem ação:

- no bloqueio da transformação de células tronco em pré-adipócitos;
- no bloqueio da transformação de pré-adipócito para adipócito maduro;
- na destruição dos pré-adipócitos em amadurecimento e nos maduros;
- na diminuição da gordura presente no adipócito.

Resveratrol: principalmente na casca da uva (suco de uva integral e vinho tinto):

- no bloqueio da célula-tronco em pré-adipócito.
- no bloqueio do pré-adipócito em amadurecimento,

Quercetina: presente na cebola, maçã, brócolis e vinho tinto:

- no bloqueio produção de pré-adipócitos e na sua destruição.
- na diminuição do conteúdo de gordura na célula gordurosa.

EGCG (epigalalo-catequinagalato): flavonoide presente no chá verde:

- na destruição dos pré-adipócitos formados.
- bloqueia o amadurecimento dos pré-adipócitos.
- destruição das células gordurosas maduras.

CLA (ácido linoléico conjugado): presente na carne e no leite (e seus derivados):

- na destruição dos pré-adipócitos formados.
- bloqueia o amadurecimento dos pré-adipócitos.
- destruição das células gordurosas maduras.

1,25 (OH2)D3:vitamina D:

- destruição dos pré-adipócitos em amadurecimento.

GSPE (Pró antocianidina): presente na semente da uva:

- na diminuição do conteúdo de gordura da célula gordurosa madura.

DHA (ácido doxohexanóico): Ômega 3:

- na diminuição da gordura da célula gordurosa madura.

Ajoene: são 2 moléculas de alicina (de alhos triturados no momento do uso) que se juntam:

- age na destruição da célula gordurosa madura.

Esculetina: presente na camomila:
- na destruição dos pré-adipócitos em amadurecimento.

Os nutrientes que melhoram a ação da insulina e os que diminuem ou destroem as células gordurosas deveriam fazer parte rotineira da nossa alimentação. Isso ajudaria tanto no controle do peso como também na prevenção de doenças.

Epílogo

Coloquei neste livro as informações de uma maneira resumida e bastante simplificada para que as pessoas tenham facilidade de absorvê-las.

Boa parte da população, inocentemente, está seguindo um caminho que pode levar a consequências bastante danosas.

Quando as doenças e sofrimentos aparecem, as pessoas não se dão conta do erro cometido na escolha inadequada do seu estilo de vida.

Esses sofrimentos poderiam ser evitados ou pelo menos atenuados.

Espero que este livro possa servir como um manual e ajudá-lo a fazer sua escolha.

Muito obrigado!

Dr. Talel Salle

Receitas Saudáveis

Reuni neste tópico alguns exemplos de receitas para manter uma dieta saudável. Muitas delas, bem populares e típicas de algumas regiões, usada desde o tempo de nossos avós e que, com certeza, trazem resultados benéficos para a nossa saúde.

Shake matinal

2 ½ colheres de sopa de pó de shake (sabor de sua preferência)
250ml de leite semidesnatado.

Junte todos os ingredientes no liquidificador e bata-os acrescentando algumas pedras de gelo.

Leite de Aveia

1 xícara de chá de aveia
700ml de água
Mel

Deixe a aveia de molho por 30 minutos. Passado esse tempo, bata no liquidificador, com água. Coe em peneira fina. Adoce a gosto.

Leite de gergelim

½ xícara (chá) de semente de gergelim sem casca
700ml de água morna
mel

Lave o gergelim em peneira fina. Deixe de molho por uma hora. Em seguida, bata no liquidificador com água até triturar o gergelim. Coe na peneira fina. Adoce a gosto.

Leite de castanha-do-pará

½ xícara (chá) de castanhas-do-pará
700ml de água morna
Mel

Corte as castanhas pela metade, adicione a água morna e bata no liquidificador. Coe em peneira fina. Adoce a gosto.

Batida de fruta

2 bananas maduras e descascadas
2 laranjas descascadas e cortadas em pedaços (sem sementes)
5 morangos
1 colher (sopa) de mel
1 copo de leite de soja
Cubos de gelo

Coloque todos os ingredientes no liquidificador e bata. Sirva em seguida.

Rende 3 porções.

Leite de soja com gengibre

300ml de leite de soja
300ml de água gelada
4 cubinhos de gelo
1 pedaço pequeno de gengibre descascado (cerca de 3 cm)
Adoce a gosto

Coloque todos os ingredientes no liquidificador, bata e depois coe em peneira fina. Sirva gelado.

Rende 3 porções.

Leite de soja com maracujá

500ml de leite de soja
300ml de água gelada
100ml de polpa de maracujá (sem sementes)
Adoce a gosto
4 cubinhos de gelo

No liquidificador, coloque a polpa de maracujá, açúcar, gelo e água. Ligue o liquidificador e vá acrescentando aos poucos o leite de soja. Sirva bem gelado.

Rende 4 porções.

Leite de soja com abacaxi e hortelã

300ml de leite de soja
300ml água gelada
6 folhinhas de hortelã
½ abacaxi pérola descascado e picado
4 cubinhos de gelo
Adoce a gosto

Coloque todos os ingredientes no liquidificador, bata e depois coe em peneira fina. Sirva gelado.

Rende 3 porções.

Salada de verão

1 pé de acelga (pequeno)
4 fatias de abacaxi
½ pimentão vermelho
2 colheres (sopa) de uva passas (branca)

Molho
2 colheres (sopa) de azeite de oliva
2 colheres (sopa) de suco de limão
2 colheres (sopa) de creme de leite
2 colheres (sopa) de maionese vegetal
Sal

Lave bem as folhas da acelga e corte-as em tiras finas. Corte em cubos as fatias de abacaxi e corte em tirinhas finas o pimentão vermelho. Num copo grande, junte todos os ingredientes do molho e bata com um garfo até que se transforme em creme. Em uma tigela maior misture o molho aos outros ingredientes e, por último, acrescente as passas.

Rende 8 porções.

Abobrinha ao alho e óleo

2 abobrinhas médias
1 cebola pequena cortada em cubos
2 dentes de alho amassados
3 colheres (sopa) de azeite

Orégano
Sal

Refogue a cebola e o alho no azeite. Acrescente a abobrinha cortada em pedaços quadrados médios. Deixe cozinhar. Se necessário, acrescente uma colher de água para que não grude no fundo da panela. Mexa até que a abobrinha esteja macia, mas sem desmanchar. Acrescente o sal e o orégano. Sirva quente.

Rende 4 porções.

Requintado de vegetais

1 cebola média cortada em tiras finas
½ pimentão vermelho cortado em tiras
½ pimentão amarelo cortado em tiras
½ pimentão verde cortado em tiras
2 dentes de alho amassados
1 cenoura grande, descascada e cortada em tiras
1 xícara (chá) de couve-flor cozida
1 xícara (chá) de brócolis cozido
Carne moída/tiras ou ¾ de xícara (chá) de glúten cortados em pedaços médios
3 colheres (sopa) de azeite
Molho de soja
Sal

Leve ao fogo o azeite, a cebola e o alho para refogar. Acrescente os pimentões e, mexendo sempre, deixe cozinhar até que fiquem macios (sem desmanchar). Em seguida, acrescente o brócolis, a cenoura e a couve-flor já cozidos e mexa por mais alguns minutos. Acrescente a carne ou o glúten. Por último, acrescente o molho de soja e deixe cozinhar por mais três minutos. Acerte o sal. Sirva quente.

Rende 4 porções.

Salada de papaia verde

300g de papaia verde descascado
2 pimentinhas de cheiro picadas
5 dentes de alho picados
50g de vagem cozida em água e sal cortadas em tiras
4 tomates-cereja cortados em cubos
3 colheres (sopa) de suco de limão
1 colher (chá) de sal
300g de acelga limpa e cortada em tiras finas
2 colheres (sopa) de amendoim tostado
Folhas de manjericão

Em uma vasilha, rale na parte grossa do ralo, metade do papaia verde. Acrescente o alho e a pimentinha de cheiro. Rale ou corte em tirinhas finas a outra metade do papaia verde e acrescente as vagens, o amendoim e os tomates. Misture bem e junte o suco de limão e o sal. Sirva a salada com acelga e as folhas de manjericão.

Rende 8 porções.

Verduras ao modo tailandês

2 litros de água
75g de ervilha torta cortada na diagonal
75g de acelga cortada em tiras finas
75g de repolho cortado em tiras finas
75g de brócolis separados
75g de couve-flor
75g de cogumelos frescos ou em conserva
75g de miniespiga de milho
3 a 4 colheres (sopa) de óleo de canola
4 dentes de alho picados
1 ½ colher (sopa) de molho inglês

Coloque a água para ferver em uma panela. Ao ferver, escalde por 40 segundos as ervilhas, a acelga, o repolho, o brócolis, a couve-flor, as miniespigas de milho e o cogumelo (se fresco). Escorra as verduras e reserve. Aqueça uma panela de teflon grande (de preferência uma wok). Coloque o óleo e acrescente as verduras e o alho; deixe refogar bem. Coloque sal e deixe refogar mais um pouco (4 min) ou até que as verduras estejam cozidas, mais ainda crocantes. Acrescente o molho inglês e deixe cozinhar por mais um minuto. Sirva ainda quente com arroz integral. Rende 8 porções.

Salada de repolho roxo

1 repolho roxo
1 abacaxi
1 pote iogurte natural
½ lata de creme de leite
1 colher (sopa) de maionese
1 limão
1 ovo cozido
Azeite, sal e pimenta a gosto

Corte o repolho bem fininho e, depois, coloque-o em uma travessa. Já o abacaxi deve ser cortado em cubinhos e distribuído sobre o repolho. Na sequência, bata no liquidificador o ovo cozido, o creme de leite, o sal, a pimenta, o limão e também o iogurte. Vá adicionando o azeite vagarosamente, até engrossar. Depois de pronto, é só despejar em cima do repolho e do abacaxi. De preferência sirva a salada gelada.

Salada tropical de frango com rúcula

1 maço de rúcula
1 cebola roxa fatiada

1 manga grande picada
2 xícaras (chá) de peito de frango cozido e desfiado
3 colheres (sopa) de azeite
Suco de ½ limão
1 colher (sopa) de mostarda
1 colher (sopa) de mel

Coloque a rúcula em uma saladeira, espalhe a cebola roxa, a manga picada e o frango e reserve. Em uma tigela, misture, batendo com um garfo, o azeite, o limão, a mostarda e o mel. Regue a salada, misture delicadamente com a ajuda de dois garfos para o molho penetrar e leve à geladeira por 5 minutos antes de servir.

Rende 4 porções.

Salada de grão-de-bico e feijão-branco

1 xícara (chá) de feijão-branco cozido
1 xícara (chá) de grão-de-bico cozido
1 tomate sem sementes picado
1 cebola pequena ralada
1 colher (sopa) de aipo picado
½ lata de atum em água e sal escorrido
3 colheres (sopa) de bacon em cubos fritos e escorridos
Vinagre, sal e azeite a gosto

Cozinhe o feijão e o grão-de-bico até ficar al dente. Retire o caldo e use apenas os grãos. Acrescente o tomate, a cebola, o aipo, o atum, o bacon, vinagre, sal, azeite e misture tudo.

Rende 4 porções.

Creme de abacate

Polpa de 1 abacate grande
3 colheres (sopa) de suco de limão

5 colheres (sopa) de açúcar
1 lata de creme de leite
Canela em pó a gosto para polvilhar

Bata no liquidificador a polpa do abacate, o suco de limão, o açúcar e o creme de leite, até ficar cremoso. Coloque em tacinhas, polvilhe com a canela e sirva.

Rende 4 porções.

Empadão vegetariano

1 xícara (chá) de abóbora cozida e amassada
3 xícaras (chá) de farinha de trigo
1 ovo
3 colheres (chá) de sal

RECHEIO

2 brócolis tipo ninja picados e aferventados
1 xícara (chá) de palmito picado
3 tomates sem sementes picados
1 maço de escarola picado, aferventado e espremido
1 lata de milho escorrido
½ xícara (chá) de ervilhas frescas descongeladas
2 copos (400g) de requeijão cremoso
Sal a gosto

Em uma tigela, misture os ingredientes da massa até formar uma mistura homogênea. Embrulhe em filme e leve para gelar. Misture todos os ingredientes do recheio. Divida a massa em duas partes, abra com o rolo e com uma delas forre o fundo e as laterais de uma fôrma de 25cm x 35cm, untada com margarina, espalhe o recheio e cubra com a outra metade, apertando as laterais e retirando o excesso de massa. Leve ao forno médio, preaquecido, por 30 minutos. Sirva morno.

Rende 4 porções.

Risoto de leite com ervas

3 ramos de alecrim
20 folhas de manjericão
20 folhas de sálvia
3 ramos de tomilho
1 litro de leite
1 cebola média em cubos
2 colheres (sopa) de manteiga
1 xícara (chá) de arroz arbóreo
¼ de xícara (chá) de vinho branco
Sal a gosto
100g de queijo parmesão ralado

Lave as ervas e reserve algumas folhas de cada uma delas para decorar no final do preparo. Coloque o restante das ervas no leite e, em uma panela, aqueça por 5 minutos. Coe a mistura e mantenha o leite aquecido, sem ferver. Em uma panela, doure a cebola em 1 colher (sopa) de manteiga, adicione o arroz e frite por mais 2 minutos. Adicione o vinho e deixe evaporar. Acrescente uma concha do leite aquecido e mexa continuamente. Quando o arroz estiver secando, adicione uma nova concha de leite aromatizado. Repita essa operação até os grãos estarem al dente e o arroz cremoso. Desligue o fogo, tempere com sal, acrescente o parmesão, a manteiga restante, e misture e decore com as ervas reservadas. Sirva em seguida.

Rende 4 porções.

Torta de espinafre e queijo branco

1 ½ xícara (chá) de farinha de trigo

½ xícara (chá) de margarina light
3 colheres (sopa) de água gelada
1 pitada de sal

Recheio

1 colher (sopa) de azeite
1 cebola pequena
2 maços de espinafre limpos
2 xícaras (chá) de queijo branco cortados em cubos pequenos

Em uma frigideira grande, doure a cebola no azeite, acrescente o espinafre e refogue. Escorra bem e reserve. Em uma tigela grande, misture a farinha de trigo, a margarina e o sal com as pontas dos dedos até obter uma farofa. Faça um buraco no meio da massa e adicione a água. Misture com um garfo, fazendo movimentos circulares. Coloque em uma superfície lisa, já polvilhada com farinha de trigo e amasse ligeiramente até obter uma massa homogênea. Com um rolo, abra a massa até ficar bem fina, forre uma fôrma refratária de 29 cm de diâmetro com ela e fure com um garfo. Leve ao forno preaquecido até dourar ligeiramente. Retire, mas mantenha o forno ligado. Coloque metade do recheio de espinafre sobre a massa assada. Por cima, espalhe 1 ½ xícara de queijo branco. Cubra com a outra metade do recheio e decore com o queijo branco restante. Leve ao forno por mais 10 minutos e sirva.

Rende 8 porções.

Salada de grão-de-bico com peixe

500g de grão-de-bico
200g de azeitonas pretas inteiras sem caroço
500g de bacalhau fervido e desfiado

2 cebolas cortadas em rodelas finas
Sal a gosto
3 colheres (sopa) azeite
Pimenta-do-reino a gosto
2 colheres (sopa) de salsa picada

Cubra o grão-de-bico com água e deixe hidratar por 11 horas. Escorra a água e coloque para cozinhar na panela de pressão com água por 40 minutos depois que pegar pressão. Escorra e retire a pele. Adicione o restante dos ingredientes e misture.

Rende 8 porções.

Muffins de abobrinha

220g de farinha de trigo
2 ¾ colheres de (chá) de fermento em pó
1 colher (chá) sal]
1 abobrinha ralada e espremida para retirar o excesso do líquido
1 lata de milho
60g de queijo ralado light
4 colheres (sopa) de salsa picada
190ml de leite desnatado
90g de manteiga derretida
1 ovo

Peneire a farinha e o fermento numa tigela. Junte a abobrinha, o queijo, o milho e a salsa. Misture bem. Em outra tigela misture leite, a manteiga e o ovo. Junte aos poucos a mistura líquida, a mistura seca, até incorporar tudo. Coloque em formas para muffins ou empadas, untadas com manteiga. Asse em forno preaquecido de 20 a 25 minutos, até que estejam dourados. Sirva morno.

Rende 15 porções.

Risoto especial

300g de filé de frango cortado em cubos
1 cebola picada
2 dentes de alho picados
½ xícara (chá) de pimentão verde picado
½ xícara (chá) de cenoura
½ xícara (chá) palmito picado
1 xícara (chá) de creme de leite light
200g de queijo ralado light
2 xícaras (chá) de molho de tomate
1 colher (chá) de sal
Orégano e pimenta em pó a gosto
2 xícaras (chá) de arroz cozido

Refogue o frango até dourar e adicione alho, cebola e pimentão. Acrescente a cenoura cortada em cubos pequenos e o palmito. Coloque o molho de tomate e tempere com o sal e a pimenta. Deixe cozinhar por 25 minutos. Adicione o orégano, o creme de leite e o queijo ralado. Misture com o arroz integral e sirva com salada verde.

Rende 10 porções.

Lasanha de abobrinha

1 abobrinha tipo italiana média ralada
2 tomates picados sem pele
2 xícaras (chá) de tofu ralado
1 cebola pequena picada
1 dente de alho picado
1 tira de pimentão amarelo picado
2 xícaras (chá) de folhas de manjericão

Azeite de oliva
Orégano
Sal

Ferva a abobrinha ralada por 5 minutos em água com um pouco de sal. Despeje-a em um escorredor de macarrão e deixe escorrer até que tenha saído toda água. Em uma panela, coloque o azeite e refogue o tomate, a cebola, o alho e o pimentão. Acrescente o sal. Quando o tomate começar a solta água, desligue e bata o refogado no liquidificador. Despeje novamente na panela, acrescente orégano e deixe cozinhar em fogo baixo por mais 10 minutos. Em seguida, monte camadas em uma assadeira ou refratário, seguindo a ordem: uma camada de abobrinha, uma de molho, uma de queijo tofu e uma camada (não totalmente preenchida) de folhas de manjericão. Prossiga até que a última camada seja a de tofu. Salpique o orégano e deixe assar em forno a 180°C por cerca de 20 minutos.

Rende 4 porções.

Arroz integral

2 xícaras (340g) de arroz integral
1.200ml de água
1 cubo de caldo de legumes ou outro tempero (coentro, cebola, alho), refogado
2 colheres (sopa) de óleo
1 pitada de sal

Lave o arroz, acrescente os demais ingredientes e ponha para ferver por 25 minutos em fogo alto. Apague o fogo e deixe descansar até secar a água (cerca de duas horas). Antes de servir, leve ao fogo baixo para secar completamente.

Salada de lentilha

1 xícara (chá) de lentilha
200g de broto de feijão
300g de palmito (cortado em rodelas)
200g de azeitonas recheadas (cortadas em rodelas)
1 xícara (chá) de pimentão vermelho picado
1 xícara (chá) de pimentão amarelo picado
1 xícara (chá) de queijo de soja picado
1 xícara (chá) de salsa e cebolinha (picados)
10 ovos de codorna (cozidos)
3 colheres (sopa) de azeite de oliva
Suco de um limão
2 dentes grandes de alho (amassados)

Ponha lentilha de molho e depois cozinhe em pouca água e sal, até ficar macia. Escorra em uma peneira e reserve. Afervente o broto de feijão em ½ xícara (chá) de água e ½ cubo de caldo de legumes e depois escorra. Em uma travessa, misture a lentilha, o broto de feijão e os demais ingredientes. Regue com azeite e enfeite com os ovos.

Assado de aveia

2 ½ xícaras (chá) de aveia (em flocos graúdos)
750ml de leite
10 castanhas-do-pará
3 fatias finas de queijo mozarela
½ cebola média
1 dente de alho
2 colheres (sopa) de cheiro verde picado
200g de palmito picado
100g de azeitonas picadas

1 colher (chá) rasa de sal
2 colheres (sopa) de óleo vegetal

Bata no liquidificador, o leite, a cebola, o alho, o óleo, a castanha e o sal. Acrescente os demais ingredientes e mexa com uma colher. Deixe descansar por 5 minutos para amolecer a aveia. Coloque em uma assadeira 34cm x 24cm, untada e asse em fogo médio até dourar, aproximadamente 35 minutos.

Guacamole

1 abacate maduro
2 dentes de alho amassados
2 colheres (sopa) de azeite extravirgem
1 tomate cortado em cubos pequenos
Suco de limão
3 ramos de salsa picada
Sal

Prepare todos os ingredientes. Em seguida, amasse o abacate com um garfo e misture os demais ingredientes. Ponha em uma tigela apropriada e sirva como patê. Acompanha vários tipos de pratos.

Rende 20 porções.

Papas a la huancaína

½ kg de batata-inglesa
Folhas de alface
2 ovos cozidos
50g de azeitonas
100g de biscoitos água e sal

100g de queijo de soja
½ xícaras (chá) de azeite extravirgem
Sal

Cozinhe as batatas em água e sal e tire a pele. Corte em rodelas e reserve. Bata no liquidificador os biscoitos, o queijo o leite e o sal, adicionando azeite até formar um creme. Adicione mais leite, se necessário. Em uma travessa de vidro quadrada, distribua as folhas de alface e sobre elas a batata. Regue com o creme e enfeite com rodelas de ovo cozido e azeitonas.

Tomates recheados

4 tomates médios maduros
200g de arroz integral cozido
150g de milho em conserva
100g de azeitonas
Cebola, cheiro-verde e sal

Queijo de macadâmia (para recheio)

200g de macadâmia
Água
Sal
Suco de 1 limão
¼ de cebola

Modo de fazer o queijo: bata todos os ingredientes no liquidificador, colocando água até dar o ponto de requeijão.

Modo de fazer o tomate recheado: retire a tampa e os miolos dos tomates e reserve. Peneire os miolos e, numa tigela misture o arroz, o milho, as azeitonas, os temperos, os miolos de tomate e o queijo de macadâmia a gosto. Recheie os tomates e coloque as tampinhas.

Rende 4 porções.

Legumes refogados

2 colheres (sopa) de óleo de canola
1 colher (sopa) de alho picado
1 colher (sopa) de gengibre fresco e picado
½ xícara de cebola roxa
1 cenoura grande cortada em pedaços, cubos ou fatias
2 talos de salsão cortados em pedaços, cubos ou fatias
450g de ervilhas-tortas limpas
¼ de xícara de água
2 colheres de shoyu
1 colher (chá) de óleo gergelim torrado

Aqueça uma frigideira grande e funda sobre fogo médio-alto por 3 ou 4 minutos. Acrescente o óleo de canola e, imediatamente depois, o alho, o gengibre e a cebola. Refogue, mexendo por 15 segundos. Em seguida, adicione a cenoura, o salsão, as ervilhas-tortas e a água e aumente o fogo.

Cozinhe, mexendo sempre, por aproximadamente 7 minutos, até os legumes ficarem macios. Se a mistura ficar seca, incorpore mais algumas colheres (sopa) de água e, na sequência, o shoyu e o óleo de gergelim. Misture bem e desligue o fogo. Sirva ou conserve coberto na geladeira por até 1 dia.

Rende 4 porções.

Croquetes assado de milho

1 lata de milho (escorra a água)
1 cebola
2 colheres (sopa) de amido de milho
1 xícara (chá) de farinha de trigo integral
1 xícara (chá) de azeitonas recheadas
1 copo de água
Farinha de linhaça
Cheiro-verde
Sal

Bata no liquidificador a água, o milho, os temperos e o amido de milho. Despeje em uma panela e vá colocando a farinha de trigo mexendo em fogo baixo, misturando continuamente. Deixe esfriar. Enrole os bolinhos, colocando a azeitona recheada no centro. Passe os bolinhos na farinha de linhaça e coloque-os numa assadeira. Leve ao forno em fogo alto por 25 minutos. Sirva.

Rende 20 porções.

Casadinho de vagem e amendoim

3 xícaras (chá) de vagem cortada em pedaços médios e ligeiramente cozidas
½ xícara (chá) de amendoim torrado
1 cebola pequena cortada em cubos
2 dentes de alho amassados
2 colheres (sopa) de azeite
5 colheres (sopa) de molho de soja
Sal

Refogue a cebola e o alho no azeite. Acrescente a vagem e termine o cozimento. Coloque o molho de soja e cozinhe por mais

5 minutos. Acerte o sal e acrescente o amendoim. Apague o fogo e sirva em seguida.

Rende 3 porções.

Beef com legumes

1kg de filé-mignon limpo cortado em tiras
150ml de shoyu light
25g de gengibre ralado
2 dentes de alho picadinhos ou espremidos
50ml de óleo de gergelim
200g de cebola cortada em tiras
200g de cenoura (cozida) em fatias
200g de couve-flor (cozida) cortadas em duas partes

Para o molho

400ml de água
150ml de shoyu light
50ml de sakê
1 colher (chá) de glutamato monossódico
1 colher (sopa) de óleo de gergelim
1 colher (sopa) de amido de milho
1 colher (sopa) de sucralose para culinária

Para finalizar

2 colheres (sopa) de cebolinha verde em rodelinhas
1 colher (sopa) de sementes de gergelim tostado
1 pimenta dedo-de-moça

Marine o filé com o shoyu, gengibre e o alho. Mantenha na geladeira por, no mínimo, 1 hora.

Dissolva o amido de milho em um pouco de água. Leve ao fogo o restante dos ingredientes do molho. Após ferver, adicione o amido de milho diluído, mexa por 3 minutos e apague o fogo. Mantenha a panela tampada.

Em uma panela grande, leve ao fogo alto óleo de gergelim. Quando estiver bem quente, sele o filé-mignon até o ponto desejado. Retire a carne e reserve em uma estufa ou em um recipiente tampado.

Adicione a cebola, refogue, e acrescente os legumes.

Bolinho de espinafre

½ maço de espinafre
1 cebola pequena
1 ovo
1 xícara de farinha de trigo integral
100g de mozarela (ou pedacinhos de queijo minas)
1 colher (café) de fermento em pó
Sal

Em uma panela, refogue o espinafre. Escorra a água que ele solta e acrescente a cebola, o ovo, a farinha integral e o sal. Bata tudo no liquidificador. Em seguida, despeje a mistura em uma tigela, acrescentando o fermento em pó. Misture tudo outra vez. Com uma colher (sopa), forme os bolinhos. Não se esqueça de fazer um furinho no meio deles para colocar o queijo. Enrole-os bem e coloque-os em forma untada. Pronto! Agora, é só assar em forno médio até dourar.

Rende 15 bolinhos.

Creme de grão-de-bico, chia e espinafre

3 xícaras (chá) de grão-de-bico

2 colheres (sopa) de azeite de oliva
1 colher (sopa) de chia
1 xícara (chá) de folhas de espinafre
1 fatia de tofu cortado em pequenos cubos

Deixe o grão de molho por 12 horas. Cozinhe por cerca de 30 minutos em uma panela de pressão. Escorra e tire o máximo de cascas possível. Em um liquidificador, coloque o grão-de-bico, o azeite e um pouco de água. Bata até estar cremoso. Reserve. Refogue o espinafre com um pouco de alho e reserve. Leve o grão-de-bico ao fogo em uma panela. Coloque a chia. Deixe até ferver. Coloque em um bowl. Acrescente o espinafre e os cubos de tofu. Sirva.

Bife cremoso de amendoim ao sugo

1 xícara (chá) de amendoim tostado sem casca e sem sal
½ xícara (chá) de farinha de trigo
2 tomates picados (sem sementes)
3 ovos
2 colheres (sopa) de cebola picada
2 dentes de alho
Cheiro-verde (opcional)
Sal

Triture o amendoim no liquidificador com uma xícara (chá) de água. Depois acrescente os outros ingredientes e bata até se transformar em creme. Coloque o creme em uma lata vazia (de pêssego em calda ou similar) bem untada e cubra com papel-alumínio e despeje água até que fique na metade da lata. Tampe a panela e deixe cozinhar em banho-maria com fogo médio (por 2h30) até que o creme esteja bem firme. Deixe esfriar, solte as bordas e remova da lata. Corte em rodelas ou metade das fatias e sirva ao molho sugo (molho de tomate).

Rende 8 porções.

Croquete de legumes

400g de batata cozida amassada
150g de mandioquinha-salsa cozida e amassada
50g de cenoura
50g de vagem
1 cebola média
½ lata de milho
1 colher (café) de alho in natura (ou um dente de alho)
1 xícara (chá) de farinha integral
2 colheres (sopa) de azeite
Cheiro-verde
Sal

Bata no liquidificador a cebola, o alho, o azeite e o sal (coloque mais azeite se houver necessidade para bater os temperos, ou um pouco do caldo que sobrou do cozimento) e reserve. Em uma tigela misture a batata e a mandioquinha-salsa. Acrescente o tempero batido e misture. Pique o cheiro-verde e reserve. Coloque a cenoura ralada, a vagem picadinha e o milho. Adicione a farinha, vagarosamente, conforme a necessidade da massa. Misture tudo e acrescente o cheiro-verde. Com uma colher de sopa, pegue a massa e enrole-a formando os croquetes. Passe os croquetes na farinha integral, cobrindo-os completamente. Coloque-os em forma untada e deixe assar por 20 minutos em forno preaquecido a 180°C.

Rende 15 a 20 croquetes.

*Dica: você pode fazer a receita com recheio de tofu.

Bolinho de mandioca com inhame

½ kg de mandioca
200g de inhame
100g de mozarela
½ cebola grande
1 colher (café) de alho in natura (ou um dente de alho)
1 xícara (chá) de farinha de trigo
1 xícara (chá) de farinha de mandioca
2 colheres (sopa) de azeite
Cheiro-verde
Sal

Cozinhe a mandioca e o inhame, até que fiquem bem macios. Bata no liquidificador a cebola, o alho, o azeite e o sal (coloque mais azeite se houver dificuldade para bater os temperos, ou um pouquinho do caldo que sobrou do cozimento). Reserve. Pique o cheiro-verde e reserve. Em uma tigela, amasse a mandioca e o inhame cozidos. Em seguida, acrescente o tempero batido. Continue mexendo a massa e vá acrescentando as farinhas até obter consistência de purê. Salpique com o cheiro-verde e continue mexendo. Para fazer os bolinhos, encha uma colher (sopa) com a massa, faça um furo no meio e acrescente uma tirinha de mozarela enrolada. Vá moldando os bolinhos. Passe-os em farinha de mandioca, cobrindo-os totalmente. Arrume-os em forma untada e leve ao forno preaquecido. Deixe assar até dourar.

Pizza integral

1 ovo
1 colher (sopa) fermento biológico
1 (200ml) copo de leite de soja morno

1 ½ xícara (chá) de farinha de trigo integral
Sal

Misture o leite com o fermento. Em seguida, acrescente o ovo e o sal e mexa.

Misture a farinha de trigo aos poucos e amasse até soltar das mãos. Abra a massa, coloque em uma assadeira untada e deixe descansar por 1 hora. Fure com garfo. Asse em fogo médio até que doure.

Cobertura

1 cebola picada
2 tomates picados
2 dentes de alho amassados
½ xícara (chá) azeitonas picadas
½ xícara (chá) palmito picado
De ½ a 1 xícara (chá) de ricota
Cheiro-verde
Orégano
Sal

Misture tudo e coloque os sobre a massa. Asse de 20 a 30 minutos.

Rende uma pizza média.

Muffins de azeitonas

1 ovo
½ xícara (chá) de leite de soja
½ xícara (chá) de farinha de trigo integral
½ xícara (chá) de farinha de trigo
1 colher (sopa) de fermento em pó
Sal

Bata o ovo, o leite, o sal e as farinhas no liquidificador. Por último, misture o fermento em pó.

Recheio

½ cebola picada
½ xícara (chá) de azeitonas picadas
½ xícara (chá) de cheiro-verde
2 colheres (sopa) de azeite de oliva
Sal

Junte tudo em uma vasilha e misture bem. Em seguida, acrescente a massa e misture mais um pouco. Coloque a massa misturada com o recheio nas forminhas para muffins. Leve-os para assar em forno médio por 35 minutos ou até que fiquem dourados.

Rende 20 muffins.

Quiche de cebola

1/3 de xícara (chá) de azeite de oliva
½ xícara (chá) de água morna
1 xícara (chá) de farinha de trigo integral
1 xícara (chá) de aveia
Sal

Numa vasilha, misture os ingredientes secos. À parte misture os líquidos. Em seguida, dê uma leve misturada nos dois juntos (se misturar muito, a massa pode ficar dura). Unte uma fôrma e espalhe a massa. Faça furos e leve ao forno para assar por 15 minutos.

Recheio

Fatie uma cebola e refogue-a até ficar transparente. Em seguida, coloque a cebola refogada na massa pré-assada.

Cobertura

10 a 12 castanhas-do-pará
2 xícaras (chá) de água
¼ de cebola picada
1colher (sopa) de alho picado
De ¼ a ½ xícara (chá) de amido de milho
1 colher (chá) de orégano
1 colher (chá) de manjericão
Cheiro-verde
Sal

Bata tudo no liquidificador e coloque sobre a torta. Leve novamente ao forno e deixe assar até ficar durinho.

Rende 6 porções.

Soja com legumes

1 colher (sopa) de azeite de oliva
1 cebola cortada em pedaços
2 xícaras (chá) de aipo cortados em cubos
2 xícaras (chá) de cenoura cortada em rodelas
2 xícaras (chá) de vagem cortada em pedaços
2 xícaras de grãos de soja cozidos com caldo
1 colher (chá) de curry
1 colher (sopa) de sal
½ xícara (chá) de leite de coco light
1 colher (sopa) de cebolinha-verde picada
4 colheres (sopa) de castanhas-de-caju torradas sem sal

Em uma panela antiaderente grande, aqueça o azeite e refogue a cebola. Junte o aipo, a cenoura, e a vagem. Mexa bem e adicione a soja, o curry e o sal. Abaixe o fogo e deixe os legumes amaciarem e o caldo incorporar. Desligue o fogo e junte o leite de coco e a cebolinha. Misture bem, salpique as castanhas e, depois, basta servir.

Rende 2 porções.

Biscoito salgado de cebola

1 xícara (chá) de cebola bem picada
1 ½ xícara (chá) de farinha de trigo branca
1 ½ xícara (chá) de farinha de trigo integral
¼ de xícara (chá) de óleo de soja
¼ de xícara (chá) de água morna
1 pacote de 10g de fermento biológico
1 colher (chá) de bicarbonato de sódio
Sal
Orégano

Dissolva o fermento na água morna. Junte os demais ingredientes até formar uma massa, sovando bem, para que fique homogênea. Faça bolinhas pequenas, achatando-as para formarem biscoitos. Coloque-as na assadeira sem untar. Asse em forno a 180°C por cerca de 30 minutos, virando com uma espátula na metade do tempo, ou até dourarem os dois lados.

Rende 30 biscoitos.

Purê de legumes

700g de legumes de um tipo ou uma combinação de vários
Sal
2 colheres (sopa) de azeite extravirgem ou manteiga
Pimenta-preta moída na hora
Salsa fresca picada para decorar (opcional)

Limpe e descasque os legumes se necessário. Corte em pedaços mais ou menos iguais. Coloque-os em uma panela com água salgada. Deixe ferver a água e cozinhe de 5 a 15 minutos, até os legumes ficarem macios.

Escorra-os, reservando um pouco da água do cozimento. Espere esfriar um pouco e coloque-os no liquidificador ou no processador com um pouco de líquido reservado. Junte o azeite ou a manteiga e misture. Experimente, acerte o tempero e salpique a pimenta. Tempere com a salsa antes de servir.

Rende 4 porções.

Arroz tailandês

400g de arroz integral cozido (de preferência de um dia para o outro)
2 colheres (sopa) de óleo
6 dentes de alho amassados
3 colheres (sopa) de molho de soja
Cebolinha picada
Sal

Aqueça o óleo em uma panela grande de teflon. Acrescente o alho e deixe dourar bem. Acrescente o arroz e misture bem. Acrescente o molho de soja e acerte o sal. Apague o fogo, acrescente a cebolinha, misture novamente e sirva em seguida.

Rende 6 porções.

Rocambole de arroz

2 ½ xícaras (chá) de arroz integral cozido
2 ½ xícaras (chá) de leite
½ xícara (chá) de óleo
½ xícara (chá) de farinha de trigo integral

½ xícara (chá) de aveia
1 colher (sopa) de fermento biológico
1 colher (café) de sal
2 ovos

Recheio

300g carne
1 cebola pequena ralada
1 tomate pequeno picado
10 azeitonas
Cheiro-verde

Refogue a cebola, o tomate, o cheiro-verde, as azeitonas e a carne. Reserve. Bata no liquidificador o leite, o óleo e os ovos. Depois, junte o arroz, a farinha, a aveia e bata bem. O fermento deve ser misturado depois, com uma colher, sem bater. Leve ao forno para assar em fôrma retangular média. Desenforme sobre um pano úmido, espalhe o recheio e enrole. Cubra com molho de tomate ou molho branco.

Hambúrguer de ervilha

Hambúrguer

2 copos de ervilha quebrada
Batatas doces médias cozidas
½ xícara (chá) de flocos de quinua
1 copo de farinha de aveia
Salsicha, pimenta-do-reino e sal

Deixe a ervilha de molho por 12 horas. Escorra a água atula e coloque outra. Triture as ervilhas em um liquidificador. Reserve. Descasque e amasse as batatas doce. Misture-as com a ervilha triturada. Acrescente os flocos de quinua. Aos poucos, coloque a farinha de aveia até que consiga modelar os hambúrgueres.

Acrescente os temperos a gosto. Modele e passe-os na frigideira até dourar.

Molho

½ xícara (chá) de azeite de oliva
½ maço de manjericão fresco
2 colheres (sopa) de amêndoa torrada
Sal a gosto

Leve todos os ingredientes ao liquidificador e bata até formar um creme. Sirva junto com o hambúrguer. Para acompanhar o prato, use broto de alfafa, cenoura ralada, fatias de pêssego fresco, tomatinhos e azeite batido com manjericão fresco e amêndoas torradas.

Salada de abacate

1 abacate
½ cebola roxa
10 tomates cereja
1 espiga de milho
Salsa a gosto

Corte a espiga de milho em 4 partes. Cozinhe em água e sal até que estejam bem amarelos e macios. Enquanto o milho cozinha prepare o restante. Descasque e corte o abacate em tiras médias, não muito grossas. Corte a cebola em tiras médias e os tomates ao meio.

Coloque todos os ingredientes em uma tigela e misture. Tempere com azeite, vinagre e sal.

Crepe integral

Massa

1 xícara (chá) de farinha de trigo
1 xícara (chá) de farinha integral
2 colheres (sobremesa) de farelo de trigo
2 colheres (sobremesa) de amido de milho
4 colheres (sobremesa) de azeite
2 ½ xícaras (chá) de água

Misture os ingredientes em um recipiente até formar uma massa cremosa e homogênea. Reserve. Em uma panquequeira ou uma chapa, coloque uma concha de massa e deixe dourar um lado e depois o outro. Reserve. Rende 10 porções.

Recheio

3 cogumelos shitake cortados em tiras
1 xícara (chá) de broto de feijão
Tiras de tofu seco ou defumado a gosto
1 cenoura ralada
1 colher (sopa) de xerém de amendoim
Coentro, gengibre e sal a gosto

Aqueça uma frigideira e coloque um fio de azeite. Refogue o gengibre e em seguida o shitake. Quando o cogumelo estiver dourado, acrescente o tofu. Continue refogando, até que o tofu esteja dourado. Reserve. Coloque dentro do crepe, os cogumelos refogados com tofu, a cenoura, o coentro e o broto de feijão. Rende 1 porção.

Molho 1

Suco de 1 laranja pera
Adoce a gosto com adoçante Stevia

Molho2

Iogurte, Mostarda e Sal a gosto

Em uma molheira, misture os ingredientes do molho 1 ou do molho 2 e use a quantidade desejada no crepe.

Receba com estilo de vida saudável e cuide de quem você ama

Receitas para servir ao receber visitas em sua casa

Tortinhas saudáveis

Torta:
1 xícara (chá) de amêndoa crua
5 tâmaras
½ xícara (chá) de floco de quinoa

Com o liquidificador seco, triture as amêndoas. Coloque-as em uma tigela. Bata as tâmaras com um pouco de água, formando um creme. Misture-o com as amêndoas trituradas e os flocos de quinoa. Com as mãos, misture, formando uma massa firme. Coloque em forminhas de tortinhas. Leve ao forno, que deverá estar preaquecido a 50°C. Com a porta do forno aberta, deixe as forminhas de torta até secarem. Isso levará cerca de 45 minutos.

Recheio

2 xícaras (chá) de damasco seco
2 colheres (sopa) de melado

Deixe os damascos de molho por cerca de 30 minutos. Depois, bata-os com o melado em um liquidificador. Tire as tortinhas de forma. Acrescente o recheio e leve-as para a geladeira.

Canapés de tomate seco e manjericão

Pão de forma integral
Manjericão
Queijo de amêndoa

Queijo de amêndoa

1 copo (de requeijão) de amêndoas
½ copo (de requeijão) de castanha-de-caju
2 limões
¼ de cebola
1 copo (de requeijão) de aveia
Água
100g de tomate seco
Sal

Deixe as amêndoas e as castanhas-de-caju de molho por duas horas em água suficiente para cobri-las. Em seguida, bata-as no liquidificador com todos os outros ingredientes e a água em que estavam de molho. Se necessário, acrescente mais água para dar o ponto de requeijão. Corte o pão em quatro partes e passe o queijo de amêndoas a gosto. Enfeite com as folhas de manjericão.

Rende 20 porções.

Docinhos de frutas

100g de frutas cristalizadas
100g de uva-passa preta
50g de uva-passa branca
6 castanhas-do-pará
100g de nozes trituradas
½ xícara (chá) de gergelim

Coloque o gergelim em uma panela teflon e leve ao fogo. Quando a panela esquentar, mantenha-a um pouco suspensa acima da chama do fogo e movimente-a em círculo devagar para manter o gergelim em movimento enquanto tosta. Quando o gergelim começar a ficar dourado, desligue o fogo. Coloque a castanha no liquidificador ou processador e triture. Acrescente o gergelim e triture mais um pouco. Por fim, adicione as frutas e triture até dar liga. Coloque a mistura em uma tigela e misture bem. Pegue pequenas porções com as mãos e aperte, formando bolinhas, e passe-as pelas nozes previamente trituradas. Conserve na geladeira.

Patê de grão-de-bico

3 xícaras (chá) de grão-de-bico
1 xícara (chá) do caldo em que for cozido o grão-de-bico
½ cebola pequena
2 dentes de alho
½ xícara (chá) de gergelim cru
Caldo de um limão
Sal

Cozinhe o grão-de-bico em água e sal. Coloque no liquidificador e cebola, o alho, o limão, e o gergelim, e em seguida o caldo e o grão-de-bico ainda quente. Ligue o liquidificador em velocidade máxima e deixe bater mexendo de vez em quando, até formar um creme homogêneo. Sirva com pão integral e canapés.

Picolé de morango

2 bananas grandes e maduras
1 caixa de morangos
¼ de abacaxi descascado
Suco de 1 laranja
16 palitos de sorvete

Descasque todas as frutas e corte em pedaços de 3cm cada. Deixe a banana de molho no suco de laranja por pelo menos dois minutos. Coloque uma fruta de cada vez no palito. Ponha as frutas em uma vasilha e leve para congelar por pelo menos quatro horas antes de servir. Retire do congelador e sirva.

Rende 16 porções.

Torta de frutas

2 xícaras (chá) de aveia
2 xícaras (chá) de farinha de trigo integral
1 xícara (chá) de água morna
½ xícara (chá) de azeite
½ colher (café) de sal

Bata todos os ingredientes no liquidificador, menos a farinha integral. Depois junte a farinha integral à mistura em uma vasilha e amasse até ficar homogênea. Estique a massa com a ajuda de um rolo. Divida a massa em duas partes. Uma, utilize para forrar a forma que não precisa ser untada se for de vidro. Caso contrário, unte com um pouco de óleo. Coloque o recheio e, por último cubra com tirinhas da massa de aproximadamente 1,5 cm. Asse por aproximadamente 45 minutos em fogo alto.

1ª opção de recheio

5 ou 6 maçãs
Coco ralado
Uvas passas brancas (opcional)
2 colheres (sopa) de farinha de trigo integral
1 colher (café) de sal

Tire as sementes da maçã e rale-a sem tirar a casca. Coloque a maçã ralada, a farinha e o sal para cozinhar em fogo baixo, sempre mexendo para não queimar. Após cozida acrescente o coco ralado e misture. Espere esfriar um pouco e coloque a mistura sobre a mesa.

2ª opção de recheio

8 bananas nanicas bem maduras
Uvas-passas pretas
Canela (opcional)

Em um prato, amasse as bananas. Leve para cozinhar em uma panela antiaderente em fogo baixo mexendo sempre por cerca de cinco minutos. Desligue o fogo e acrescente as passas. Coloque a mistura sobre a massa e, se preferir, polvilhe canela por cima.

Rende 10 porções.

Barrinhas de cereais e frutas

150g de ameixa-preta picada
150g de damasco seco picado

½ xícara (chá) de suco de laranja
½ xícara (chá) de óleo de girassol
2 colheres (sopa) de adoçante culinário
1 xícara (chá) de granola sem açúcar
1 xícara (chá) de suco de soja sabor maçã e banana
1 xícara (chá) de farinha de trigo
1 ½ xícara (chá) de aveia em flocos finos
2 colheres (chá) de fermento em pó
Margarina para untar
Aveia em flocos finos para polvilhar

Ferva a ameixa e o damasco com o suco de laranja e deixe amornar. Adicione o óleo, o adoçante e o restante dos ingredientes e misture bem. Coloque em uma fôrma pequena untada e polvilhada com aveia e leve ao forno médio, preaquecido, por 20 minutos. Corte em formato de barrinhas.

Rende 20 porções.

Bolo primavera

4 ovos (claras e gemas separadas)
1 colher (sopa) de manteiga
2 xícaras (chá) de açúcar
1 xícara (chá) de maisena
½ xícara (chá) de leite
2 xícaras (chá) de farinha de trigo
1 colher (sopa) de fermento em pó
1 xícara (chá) de castanha-do-pará picada
Margarina e farinha de trigo para untar

Na batedeira, bata as gemas, a margarina e o açúcar por 5 minutos. Acrescente a maisena, o leite, a farinha e o fermento batendo bem. Junte as claras batidas em neve e as castanhas, misturando, sem bater. Coloque em uma fôrma untada e enfarinhada. Leve ao forno médio, preaquecido, por 30 minutos. Retire do forno e desenforme. Sirva frio.

Rende 15 porções.

Referências Bibliográficas

ORNISH, Dr. Dean. *Everyday Cooking*. 1ª ed. Harper USA, 1997.

SEARS, Barry; Lawren, Bill. *A dieta do ponto Z.* 16ª ed. Rio de Janeiro: Editora Elsevier, 1997.

LAMBE, M., et al. *Cancer causes control.* EUA: Diabetes Care, n/d, 2012.

STATTIN, P., et al. *Prospective Study of Hyperglycemia.* EUA: Diabetes care, jul/2007.

DANKER R., et al. *Israel goh 29 year.* EUA: Diabetes Care, mai/2012.

FONTAINE, K.R.; REDDEN, D.T.; et al. *Years of life lost due to obesity.* Division of Rheumatology. Johns Hopkins University School of Medicine. Jama, v. 289, n. 2,p. 187-93, jan/2003.

HEDLEY, A.A.; OGDEN, C.L.; et al. *Prevalence of overweight and obesity among US children, adolescents, and adults.* American Medical Association. Jama, v. 291, n. 23, p. 2847-50, jun/2004.

FLEGAL, K.M.; KIT, B.K., et al. *Association of all-cause mortality with overweight and obesity using standard body mass index categories: a systematic review and meta-analysis.* American Medical Association. Jama, v. 309, n.1, p 71-82, jan/2013.

KRAMER, C.K.; ZINMAN, B.; RETNAKARAN, R. *Are metabolically healthy overweight and obesity benign conditions?.* Universitary of New Mexico. Annals of Internal, v. 159, n.11, dez/2013.

HJARTÅKER, A.; LANGSETH, H.; WEIDERPASS, E. *Obesity and diabetes epidemics: cancer repercussions.* Adv Exp Med. Biol., v. 630, p. 72-93, 2008.

GRUNDY, S.M.; NEELAND, I.J.; TURER, A.T.; VEGA, G.L. *Waist circumference as measure of abdominal fat compartments.* Journal of Obesety, v. 2013, p. 9, 2013.

TORRES, J.L.; RIDKER, P.M. *Clinical use of High sensitivity C-reactive protein for the prediction of adverse cardiolvascular events.* Curr. Opin. Cardiol, v. 18, p. 471-8, nov/2003.

ALLIN, K.H.; NORDESTGAARD, B.G. *Elevated C-reactive protein in the diagnosis, prognosis, and cause of cancer.* Crit. Rev. Clin. Lab. Sci, v. 48, p. 155-70, jul/ago 2011.

ALKHATEEB, A.A.; CONNOR, J.R. *The significance of ferritin in cancer: anti-oxidation, inflammation and tumorigenesis.* Biochimica et Biophys Acta, v. 1836, p. 245-54, dez/2013.

HUMPHREY, L.L.; ROGERS, K; et al. *Homocysteine level and coronary heart disease incidence: a systematic review and meta--analysis.* Mayo Clin. Proc, v. 83, n. 11, p. 1203-12, nov. 2008.

ALMEIDA, J.R.C. et al. *Marcadores Tumorais: Revisão de Literatura.* Revista Brasileira de Cancerologia. Rio de Janeiro, v. 53, p. 305-316, mar. 2007.

EBBELING, Clara B. FELDMAN, Henry A. *Sugar-sweetened beverages and body weight.* American Academy Pediatrics. Elk Grove Village, v. 117, mar/2006.

THOMAS, D.E.; ELLIOTT, E.J.; BAUR, L. *Low glycaemic index or low glycaemic load diets for overweight and obesity.* The Cochrane Colaboration, n.2, jul/2009.

CLIFTON, Peter. *The Science behind weight diets-a brief review.* Autralian Family Physician, v.35, n. 8, ago/2006.

SEARS, B.; BEEL, S. *The zone diet: an anti-inflammatory, low glycemic-load diet.* Metabol Syndr Relat Disord, v. 2, n. 1, p. 24-38, mar-jun/2004.

SEARS, B.; BEEL, S. *Low-glycemic-load diets: impact on obesity and chronic diseases.* Critical Reviews in Food Science and Nutrition, v. 43, n. 4, p. 357-377, 2003.

SILVA, Sandra T.; Santos, Carolina A.; BRESSAN, Josefina. *Microbiota intestinal; relevância para a obesidade e modulação por prebióticos e probióticos.* Revista Brasileira de Nutrição Clínica. São Paulo, v. 27, n. 4, out/dez. 2012.

SANS, Y; Santacruz, A; GAUFFIN, P. *Gut microbiota in obesity and metabolic disorders.* Proc. Nutr. Soc., v. 69, n. 3, p. 434-41, ago/2010.

TRIGUEROS, L.; PENA, S. UGIDOS; et al. *Food ingredients as anti-obesity agents: a review.* Food Sci Nutr, v. 53, n. 9, p. 92-42, 2013.

TORRES, Fuentes; SCHELLEKENS, H; et al. *A natural solution for obesity: Bioactives for the prevention and treatment of weight gain.* Nutritional Neuroscience, jan/2014.

SIMOPOULOS, A.P. *Importance of the omega-6/omega-3 balance in health and disease: evolutionary aspects of diet.* Biomedicine & Pharmacoterapy, v. 60, 2006.

FLORE, R.; PONZIANI, F.R.; et al. *Something more to say about calcium homeostasis: the role of vitamin K2 in vascular calcification and osteoporosis.* Europeam Review for Medical & Pharmacological Scienses, v. 17, n. 18, p. 2433-40, out. 2013.

BAO, Y.; ROSNER, B.; FUCHS, C.S. *Nut consumption and mortality.* The New England Journal of Medicine, v. 370, n. 9, p. 882, fev/2014.

LAKKA, T.A.; BOUCHARD, C. *Physical activity, obesity and cardiovascular diseases.* Handbook of Experimental Pharmacology, v. 170, p. 137-163, 2005.

SHIRREFFS, S.M.; SAWKA, M.N. *Fluid and electrolyte needs for training, competition, and recovery.* J. Sports Sci, v. 39, p. 39-46, 2011.

HULMI, J.J.; KOVANEN, V.; et al. *Acute and long-term effects of resistance exercise with or without protein ingestion on muscle hypertrophy and gene expression.* Amino Acids, v. 37, n. 2, p. 297-308, 2009.

CRIBB, P.J.; HAYES, A. *Effects of supplement timing and resistance exercise on skeletal muscle hypertrophy.* Med Sci Sports Exerc, v. 38, n. 11, nov/2006.